Radikal Gesund | Episode 2

Darmkrebs

Vorsorge, Diagnose, Operation, Chemotherapie und Heilung

Mit Bewegung die Heilungschancen verbessern und den Krebs besiegen

1. Auflage

von

Dr. Dennis A. Effertz, LL.M.
Apotheker, Medizinwissenschaftler und Jurist

Freiburg, 2019

Alle Angaben in diesem Buch wurden sorgfältig geprüft. Dennoch kann der Autor/Herausgeber keine Gewähr für deren Richtigkeit übernehmen. Die Informationen dienen ausschließlich Ihrer Information und ersetzen in keinem Fall eine persönliche Beratung, Untersuchung oder Diagnose durch einen approbierten Arzt und/oder Apotheker. Die zur Verfügung gestellten Inhalte können und dürfen nicht zur Erstellung eigenständiger Diagnosen und/oder einer Eigenmedikation verwendet werden. Sie sollen lediglich die gemeinsame Entscheidungsfindung mit dem Arzt oder Apotheker unterstützen.

Bibliografische Information der Deutschen Nationalbibliothek
Die Deutsche Nationalbibliothek verzeichnet diese Publikation in der Deutschen Nationalbibliografie; detaillierte bibliografische Daten sind im Internet unter http://dnb.d.nb.de abrufbar.

ISBN: 9781077147300
Imprint: Independently published

»The great aim of education is not knowledge but action.«

Herbert Spencer

Hinweis

Aus Gründen der leichteren Lesbarkeit wird in diesem Buch die gewohnte männliche Sprachform bei personenbezogenen Substantiven und Pronomen verwendet. Dies impliziert jedoch keine Benachteiligung des weiblichen Geschlechts, sondern soll im Sinne der sprachlichen Vereinfachung als geschlechtsneutral zu verstehen sein.

Vorwort

Liebe Leserin, lieber Leser,

zunächst einmal möchte ich mich für den Kauf dieses Buches bedanken. Sie halten damit den zweiten Teil der »Radikal Gesund« Serie in den Händen, deren Anspruch der pragmatische Wissenstransfer aus der Wissenschaft in den Alltag ist.

Darmkrebs zählt heute zu den häufigsten Krebserkrankungen in Deutschland. Damit hat diese Krankheit einen hohen Stellenwert in unserer Gesellschaft, der nicht zuletzt aufgrund der demografischen Entwicklung eher zu- denn abnehmen dürfte. Damit steigt auch die Nachfrage nach medizinischen Versorgungsleistungen und Informationsangeboten.

In diesen Bereichen hat sich in im Informationszeitalter bereits viel getan. Glücklicherweise sind Sie als Patient nicht mehr alleinig auf Ihren behandelnden Arzt als Informationsquelle angewiesen, könnte man meinen. Doch inzwischen hat die Informationsflut so zugenommen, dass es zusehends schwerer wird die Qualität von Gesundheitsinformationen zu bewerten.

Welcher Website kann ich vertrauen?

Welche Information dient lediglich der Absatzförderung von Produkten mit dubiosen Heilversprechen?

Beispiele lassen sich zu Genüge finden. Von »Vitamin B17« bis hoch dosiertes Selen werden Ihnen als Patienten die unverschämtesten Angebote und Versprechungen gemacht.

Bedenkt man insbesondere die psychische Belastung mit der Krebserkrankungen einhergehen, sind solche Auswüchse nicht scharf genug zu kritisieren.

Dennoch eröffnen Ihnen als Patient erst das Wissen um Nutzen und Risiken einer Maßnahme sowie der Vergleich mit den alternativen oder unterstützenden Therapien - wie z. B. einer Bewegungsintervention - die Möglichkeit aktiv und mündig zwischen Optionen zu wählen. Nur eine umfängliche und gleichzeitig leicht verständliche Aufklärung ebnet den Weg zur gesundheitsbezogenen Selbstbestimmung. Ein Arzt kann dies alleinig kaum leisten. Wunsch und Wirklichkeit liegen daher in der täglichen Versorgungsrealität nicht nur bei der Information zur Darmkrebsbehandlung weit auseinander.

Ich möchte Ihnen mit diesem Buch helfen die Informationslücken zu schließen, die sich in der Versorgungsrealität der Darmkrebsbehandlung ergeben, damit Sie eigenständige, bewusste und kompetente Entscheidungen für sich treffen können.

Dieses Buch zum Thema Darmkrebs wollte ich zu diesem Zweck bereits seit meiner Zeit an der Deutschen Sporthochschule Köln (2011 - 2014) schreiben. Damals habe ich eine Sportstudie betreut, bei der wir die Effekte körperlicher Aktivität auf die chemotherapiebedingten Nebenwirkungen bei Darmkrebspatienten untersucht hatten.

Die Ergebnisse unserer Studie waren aus wissenschaftlicher Perspektive eigentlich gar nicht so überraschend. Fast erwartungsgemäß erzielte der koordinierte und regelmäßige Einsatz der Bewegungstherapie begleitend zur Chemotherapie für unsere Studienteilnehmer deutlich positive Effekte in Bezug auf ihre Leistungsfähigkeit und ihr Wohlbefinden. Vielmehr ging es bereits darum die »Macht der Bewegung« endlich in der Versorgungsrealität neben der medizinischen Standardtherapie zu verankern, um ihre Potenziale für alle Patienten nutzbar zu machen.

Erfreulicherweise hat der Forschungsdrang meiner Kollegen in diesem Bereich seither nicht abgenommen. Noch immer produzieren sie Evidenz für die onkologische Bewegungstherapie und sind inzwischen sogar dabei die Wirkmechanismen der körperlichen Aktivität aufzuklären. Denn lange wussten wir zwar um den Nutzen der Bewegung aber wir wussten nicht »wie« sie »wirkt«.

Leider wissen wir alle, dass Versorgungsrealität und Forschung manchmal Jahrzehnte brauchen, um sich anzunähern. So sind wir im Jahr 2019 noch immer weit entfernt davon, die strukturierte Bewegungstherapie inkl. der systematischen Aufklärung über Ihre Möglichkeiten dies bzgl. in der medizinischen Versorgungsrealität zum Standard gemacht zu haben.

Damit ist es höchste Zeit meinen damaligen Vorsatz zu erneuern. Denn ich wollte zu dieser Zeit schnellstmöglich dafür Sorge tragen, dass alle Patienten, die sich der »Herausforderung Darmkrebs« künftig stellen müssten, von unseren Erkenntnissen profitieren könnten.

Schnell zeigte sich allerdings, dass meine Doktorarbeit selbst im Familienkreis eher aus Nächstenliebe gelesen wurde. Zu schwer verdaulich war der wissenschaftliche Schreibstil auch für den geneigten Leser.

Wenn schon diejenigen, die meine Arbeit inhaltlich aus mehreren Gesprächen kannten, das Buch für zu schwer zum Lesen erachteten, so war für den geplanten Leserkreis definitiv ein anderes Format erforderlich. Betroffene oder Angehörige sollten von unseren Studienergebnissen profitieren können, ohne schwer verdauliche wissenschaftliche Arbeiten lesen zu müssen.

Aus unterschiedlichen Gründen - z. B. den Herausforderungen und Entbehrungen der ersten Karriereschritte nach Studium und Promotion, Verlagerung des Lebensmittelpunkt von Köln/Bonn nach

Freiburg in Folge eigener großer gesundheitlicher Herausforderungen und der Geburt meines ersten Sohnes Philander hat sich dieser Plan nun letztlich um über 5 Jahre verzögert. Dennoch habe ich dieses Ziel nie aus den Augen verloren.

Es war damals und ist noch heute mein Anliegen Menschen zu unterstützen, denen ihre Gesundheit einen Strich durch ihre Lebenspläne gemacht hat. Dabei will ich insbesondere jenen helfen, die sich davon nicht unterkriegen lassen, sondern den Kampf annehmen! Gewinner stehen immer einmal mehr auf, als sie hinfallen - im Sport, wie im Leben. Dabei geht es letztlich immer darum, sich auf verändernde Rahmenbedingungen einzustellen und das Beste daraus zu machen; alles andere ist passiv-lethargisches Opferverhalten. Dies führt zwangsläufig auf die Verliererstraße.

Doch eins nach dem anderen. Lassen Sie mich noch 1-2 Worte zum Buch-Titel sagen. Denn Sie denken womöglich:

Radikal Gesund? Ist das nicht etwas radikal?

Keine Sorge, in dieser Buchserie geht es nicht um extreme politische Ansichten. Dieser historisch-gesellschaftlich bedingte Vorbehalt verkennt den Ursprung des Wortes radikal (lateinisch »radix«, was so viel bedeutet wie »Wurzel«).

Es geht bei einer radikalen Herangehensweise vielmehr darum, die Probleme bei ihrer Wurzel zu packen. Denn wer wirklich etwas in seinem Leben verändern will, der muss bei der Ursache anfangen.

Viele Therapien in der heutigen Medizin scheitern langfristig gesehen, weil sie - um im Bilde zu bleiben - an der Oberfläche verweilen, Symptome kaschieren und den Dingen nicht auf den Grund gehen. Ich möchte Ihnen zeigen, wann und warum es sich lohnt an die Ursache der gesundheitlichen Probleme vorzudringen anstatt lediglich Symptome zu behandeln.

Und nun wünsche ich Ihnen ein effektives und informatives Leseerlebnis, an dessen Ende Sie das Buch mit dem Gefühl beiseitelegen, dass Sie die vor Ihnen liegende Herausforderung optimistisch und motiviert angehen!

Herzliche Grüße
Ihr

Dr. Dennis A. Effertz

VIII

GRATISINHALTE

Auf der Website www.pharmakotherapieberatung.de stelle ich weitere Informationen zum Thema »Radikal Gesund« und Gesundheitssport zur Verfügung.

In mehreren Rubriken finden sich nützliche Tipps zum sicheren Umgang mit Arzneimitteln und den Alternativen. Außerdem biete ich dort mein kostenloses eBook

»Basisübungen für ein gesundheitsorientiertes Krafttraining«

zum Download an. Es kann als Gedächtnisstütze oder Anregung für das zukünftige Training dienen.

Ich freue mich über eine positive Bewertung oder Empfehlung dieses Buches bei Amazon und/oder eine Empfehlung in Ihrem Bekanntenkreis.

TABELLEN

Abbildungen

XIII

EPILOG

Als erstes möchte ich Ihnen etwas darüber erzählen, warum Ihnen bisher vermutlich niemand in absoluter Überzeugung und Ausführlichkeit erklärt hat, was ich Ihnen in diesem Buch vorstellen werde.

Es geht hierbei keinesfalls um »geheimes Spezialwissen« oder alternativen Hokuspokus - ganz im Gegenteil. Der Grund findet sich vielmehr in unserem Gesundheitssystem an sich.

Lassen Sie mich kurz meinen Weg von der Universität bis zum Ratgeber-Autor schildern, um Ihnen dies zu verdeutlichen:

Schon immer war ich von der Notwendigkeit regelmäßiger körperlicher Aktivität zum Erhalt von Gesundheit und Fitness überzeugt. Dies war sicherlich auch eine Frage der Erziehung, da ich aus einem bewegungsaktiven Elternhaus stamme.

Während meines Pharmaziestudiums war ich daher immer besonders auf die therapeutischen Wirkungen der Bewegung gespannt. Leider liefen die Vorlesungen und Seminare immer nach dem gleichen Schema ab:

Die gängigen Krankheitsbilder wurden von ihrer Entstehung über die Diagnose bis zur medikamentösen Therapie inkl. Wirkweise und Entwicklung der relevanten Arzneimittel besprochen. Auch wurde deutlich, dass gerade die chronischen Volkskrankheiten – zu denen inzwischen auch Darmkrebs gehört - über den Metabolismus eng miteinander verbunden sind. Da führt die eine Grunderkrankung oft zur nächsten, da nicht ihre Ursachen, sondern nur ihre Symptome bekämpft werden.

Am Ende des Themenblocks gab es dann den Teil der nützlichen »Tipps«, die man einem Patienten mitgeben solle, sobald man in der Rolle des fertigen Apothekers Teil der Versorgungslandschaft geworden wäre.

Für mein Dafürhalten war die Bewegungsempfehlung allenfalls als Alibi in diesem Block untergebracht:

»Ach ja, und empfehlen Sie den Patienten sich mehr zu bewegen und ihr Gewicht zu regulieren.«

Ah ja...Apotheker lernen also, dass eine Erkrankung mitunter aufgrund eines Bewegungsmangels entsteht und raten den Patienten *gegebenenfalls* an dem zugrundeliegenden Problem etwas zu verändern.

Mir erschien eine solche Herangehensweise widersinnig oder eben nicht radikal genug. Denn ist es im Leben nicht viel effektiver die

Ursachen zu bekämpfen - also radikaler vorzugehen - als die Symptome zu behandeln?

Eltern würden ja auch nicht auf die Idee kommen ihren schreienden Kindern den Mund zu verbinden, anstatt die Ursache des Schreiens herauszufinden und sie zu beheben.

Oder war die Wirkung der Bewegung viel schwächer, als ich dachte und daher therapeutisch unbedeutend? Eine andere Erklärung konnte es fast nicht geben.

Ich konnte und wollte das damals jedoch nicht glauben. Mein Vorsatz:

Ich würde das in der Apotheke später alles anders machen.

Keine Empfehlungen im Nebensatz!

Bewegung sollte die Basis der Beratung sein, sofern sie nützlich sein konnte.

Was dann passierte kann man sich denken...

In der Apotheke angekommen, hatte ich gleich mehrere Probleme mit meinem Konzept. Durch mein Pharmaziestudium wusste ich ja lediglich, dass Bewegung (möglicherweise) hilft, aber nicht auf welche Art und Weise.

Während uns für jedes Arzneimittel detailliertes Wissen um den Wirkmechanismus beigebracht wurde, fehlte für die Wirkweise der Bewegung jegliche wissenschaftliche Fundierung. Medizinstudenten geht es da übrigens nicht anders. Auch sie lernen allenfalls, dass Bewegung unterstützend ganz hilfreich sein könnte.

Damit sind wir bei der ersten Systemwidrigkeit in unserem Gesundheitswesen angekommen. Denn die Wirkung und Effektivität der körperlichen Aktivität stehen bei den Schlüsselrollen der Patientenversorgung - Arzt und Apotheker - nicht auf dem Ausbildungsplan. Wenn diese schon nicht davon überzeugt werden, dass Bewegung ein wahres Wundermittel ist geschweige denn wissen, was sie wie genau empfehlen sollen, wie sollen sie dann als engagierter und kompetenter Multiplikator wirken?

Zwar waren mir bereits damals die allgemeinen Bewegungsempfehlungen der Weltgesundheitsorganisation (WHO) bekannt – dazu später mehr – aber ich wusste nicht, wie und was ich dem Patienten speziell empfehlen sollte. Bewegung ist ja schließlich nicht gleich Bewegung. Man denke da nur an Ausdauer- oder Krafttraining, von eventuellen krankheitsabhängigen Kontraindikationen ganz zu schweigen.

Es lief auf folgendes Kernproblem hinaus:

Wie sollte ich einen Patienten von etwas überzeugen von dem ich so wenig wusste und das wohlmöglich auch noch gegen die Verordnung des Arztes, der ja eine Arzneimitteltherapie gewählt hatte?

Schließlich würde ja auch niemand eine Tablette einnehmen ohne eine gute Aussicht auf Erfolg und ohne ihre Wirkung zu kennen, oder?

Hinzu kommt, dass Bewegung ja womöglich auch noch anstrengend ist, während die Tablette von der Krankenkasse bezahlt wird und über die Einnahme hinaus keine weiteren Mühen macht.

Sind wir einmal ehrlich:

Wir Menschen lieben bequeme Optionen. Haben wir zwei (vermeidlich) gleichwertige Wahlmöglichkeiten, werden wir wohl zumeist die günstigere oder angenehmere Variante wählen. Hier finden wir also einen individuellen Hinderungsgrund, den jeder mit sich selber verhandeln muss. Im Bereich der Onkologie spielt diese Hürde glücklicherweise eine untergeordnete Rolle.

Weiterhin war der Ansatz der Bewegungsförderung in der Apotheke naturgemäß befremdlich für den einen oder anderen Kollegen:

»Wir müssen Arzneimittel verkaufen und den Menschen erklären wie sie diese optimal einsetzen. Das ist unser Job und davon leben wir!«

Diese Aussage ist leider absolut korrekt.

Gemäß der Berufsordnung für Apotheker haben wir den Auftrag die Bevölkerung ordnungsgemäß mit Arzneimitteln zu versorgen. Jegliche Information und Beratung richtet sich daher an der Arzneimittelabgabe aus. Allenfalls ergänzende Empfehlungen sind zulässig, jedoch darf die Therapie des Arztes niemals (negativ) beeinflusst werden. So will es der Gesetzgeber.

Ein zweiter hinderlicher Aspekt war sicherlich die Angst der Kollegen, dass die Menschen tatsächlich weniger Arzneimittel benötigen könnten, wenn denn die Heilkraft der Bewegung wirklich so stark wäre, wie ich es felsenfest behauptete.

Meine Idee der proaktiven Bewegungspromotion machte mich damals damit quasi zum »Anti-Apotheker«.

Oder ein Apotheker der im Studium gelernt hat, was er nicht nimmt, sage ich immer.

Den Ärzten geht es im Übrigen ähnlich. Zwar leben sie nicht von einer Arzneimittelabgabe, allerdings wird das ärztliche Gespräch – was für eine ordentliche Bewegungsempfehlung notwendig wäre – vom System nicht ausreichend vergütet. Vergolten werden Behandlungen und die machen i. d. R. eine Arzneimitteltherapie erforderlich. Nicht ohne Grund heißen die Krankenkassen ja auch **Kranken**kassen und nicht Gesundheitskassen – von einer Werbeaktion einer AOK einmal abgesehen.

Damit keine Missverständnisse aufkommen. Auch die Krankenkassen können nichts dafür. Sie sind an das gebunden, was der Gesetzgeber ihnen aufträgt. Prävention und Bewegungstherapie sind in unserem Sozialversicherungssystem daher noch immer unterrepräsentiert.

Unser Vergütungssystem stellt damit die zweite Systemwidrigkeit dar. Die wenigsten Menschen arbeiten ohne eine Vergütung dafür zu erwarten. Das gilt auch für zumeist philanthrop angehauchte Heilberufler und kann ihnen nicht zum Vorwurf gemacht werden.

Jetzt ist es natürlich so, dass ich als Apotheker nichts gegen Apotheker oder Ärzte habe. Vielmehr muss man akzeptieren, dass jeder die Welt durch die Brille sieht, die er sich durch seine Ausbildung erworben hat. Emotionale Distanz zu den Fakten, um das objektiv »Richtige« zu tun, ist nicht so einfach. Hinzu kommt, dass ein gleichwertiges Nebeneinander von Bewegung – oder allgemein der Lebensstilmodifikation – und Arzneimitteltherapie ein Umdenken erfordert. Man müsste individuell abwägen, wo der jeweilige Nutzen, das Risiko und die Grenzen liegen. Das ist oftmals zu anstrengend, da wir Menschen gerne in den Farben Schwarz und Weiß denken. Für Grauschattierungen bleibt da oftmals kein Raum.

Spätestens in einer Diskussion mit einer Patientin – werde ich nie vergessen – kam mir dann die Einsicht, dass mein damaliges Vorgehen zu idealistisch und zu schlecht geplant war. Sinngemäß verlor ich die Diskussion um die Frage »mehr Bewegung oder Nahrungsergänzung« durch ein aus der Hüfte geschossenes Totschlagargument. Die Patientin warf mir folgenden Satz zu:

»Aber der Herr Dr. [...] hat gesagt [...] und er hat sogar ein Buch zu diesem Thema geschrieben!«

Da war er...der Joker, der Schachmatt-Zug gegen jeden Apotheker!

Jetzt weiß ein Akademiker natürlich, dass der Arzt ohne Promotion eher die Ausnahme als die Regel ist – was nichts mit dem Forschungsfleiß einiger Wenigen, sondern mit dem verhältnismäßig geringem Mindestaufwand der meisten medizinischen Doktorarbeiten zu tun hat – und das heute jeder Mensch ein Buch über ein beliebiges Thema schreiben kann.

(Fairerweise muss ich zugeben, dass ich dies ja in diesem Moment ebenfalls tue und Sie dessen Qualität (noch) nicht beurteilen können.)

Aber um die Aufwandsgraduierungen der verschiedenen Promotionen und die Möglichkeit für Jedermann ein Buch zu schreiben, weiß der durchschnittliche Patient nicht! Beides sind auch heute noch starke Glaubwürdigkeitsindikatoren, die einen Vertrauensvorschuss generieren.

Als »titelloser« Apotheker haben Sie in diesem Moment daher ein echtes Problem.

Keine Chance für die Bewegungsförderung - Missionsabbruch!

Ich war somit an einem Punkt angekommen, an dem ich etwas ändern musste. Ich wollte wissen, was ich konkret empfehlen kann und wie ich es vernünftig und motivierend verbreiten könnte, um den Patienten zu helfen.

Am besten wollte ich den Patienten direkt mit ins Fitnessstudio nehmen und ihm zeigen, was er wie machen sollte. Der Aufbau von fundiertem Wissen über die Bewegungstherapie und einen Weg zu finden zum Patienten durchzudringen waren somit die notwendigen Schritte zum Ziel.

Beide Fliegen mit einer Klappe wollte ich durch meine berufsbegleitende Promotion an der Deutschen Sporthochschule in Köln schlagen. Zum einen war ich somit an der Quelle des sportmedizinischen Wissens und zum zweiten würde mich der Doktor-Titel vor weiteren Tiefschlägen in der Patientenkommunikation schützen – so die Hoffnung.

In der Arbeitsgruppe »Bewegung, Sport und Krebs« unter der Leitung von Dr. F. Baumann fand ich alles was ich suchte:

Wertvolles Wissen, engagierte Sportwissenschaftler und Mediziner im interdisziplinären Team sowie eine spannende Aufgabe im Bereich der Sportonkologie.

Um das Ganze abzurunden und das Training mit den Krebspatienten - dies war Teil meiner Arbeit - effektiv betreuen zu können, machte ich noch eine Weiterbildung zum Fitness- und Gesundheitstrainer. Damit konnte ich die Patienten direkt »an die Hand« nehmen.

Nach ca. 3 Jahren harter (aber lohnender!) Arbeit lies die Ernüchterung jedoch einmal mehr nicht lange auf sich warten. Zwar wusste ich nun wie man Sport als Medikament einsetzen konnte und worauf bei der Empfehlung und Anleitung zu achten war. Auch hatte ich genügend bildhafte Vergleiche, um den Patienten alles Notwendige zu erklären, damit sie Ihr Schicksal in die eigene Hand nehmen konnten. Doch das Problem, dass sich eine Apotheke in unserem Gesundheitssystem über den Verkauf von Arzneimitteln und nicht über die Beratung finanziert, war nicht gelöst. Auch stellte ich fest, dass sich meine Erfahrungen mit den Krebspatienten nicht ohne weiteres auf andere Patienten übertragen ließen.

Krebspatienten legen zumeist eine enorme Motivation für eine Bewegungstherapie an den Tag. Die Vorstellung einen aktiven Beitrag zu ihrer Gesundung beitragen zu können, nur die Chance zu haben dem Krebs quasi davonzulaufen, wirkt wie eine Motivationsdroge.

Dies liegt natürlich neben den Erfolgsaussichten auch an dem hohen Leidensdruck und der Verzweiflung.

Nicht zuletzt werden Sie vermutlich aus einem dieser Gründe gerade genau dieses Buch hier lesen. Sie möchten die Erkrankung verstehen, die sich Ihnen offenbart hat, Ihre Therapie unterstützen und bestenfalls dafür sorgen, dass Ihnen so ein gesundheitliches Ereignis niemals mehr wiederfährt.

Und genau diese Punkte sind bei den meisten »Wohlstandserkrankungen« – die typischen Volkskrankheiten wie Diabetes, Bluthochdruck, Übergewicht, etc. – das Problem. Diese Erkrankungen tun (noch) nicht weh!

Vielleicht weiß man noch gar nicht, dass man sie hat. Der gut gemeinte Rat zur Ursachenbekämpfung (=Lebensstiländerung) verpufft dann oftmals an der schlechten Greifbarkeit von - in der eigenen Wahrnehmung - theoretischen Beschwerden in der Zukunft. Das ist gar nicht untypisch.

Der Mensch schiebt drängende Probleme gerne in die Zukunft, manchmal sogar auf Folgegenerationen, wie z. B. bei der Staatsverschuldung. Jeder weiß, dass Schulden irgendwann zurückbezahlt sein müssen. Die Quittung kommt mit an Sicherheit grenzender Wahrscheinlichkeit, aber vielleicht geht der Kelch ja an mir vorbei und die Zeche zahlt dann bitte jemand anderes.

Damit handelt es sich um ein generelles Problem aus der Verhaltenspsychologie, nur, dass sich die Rechnung im Gesundheitsbereich nicht auf eine andere Generation abwälzen lässt.

Letztendlich kam ich in der täglichen Arbeit in der Apotheke schlicht nicht weiter. Das System und die menschliche Trägheit arbeiten gegen meine Vision eines aufgeklärten und rational handelnden Patienten – ein homo oeconomicus in Gesundheitskompetenz quasi. Auch ist die Reichweite einer Apotheke vor Ort viel zu begrenzt, um ein Umdenken zu bewirken. So habe ich beschlossen mein Vorgehen zu ändern.

Heute bin ich nicht mehr in der aktiven Patientenversorgung beschäftigt. Ich versuche ein Umdenken bei den Patienten zu erzielen, indem ich mein Wissen um die Möglichkeiten der körperlichen Aktivität über Bücher, Fachartikel und Vorträge verbreite.

In der Hoffnung, dass aus einer Idee einmal eine mächtige Bewegung wird, bildete ich immer wieder Apotheker und Krankenkassenmitarbeiter im Bereich der Bewegungspromotion fort. Aus diesem Grund entsteht auch die Bücherserie deren inzwischen zweite Episode Sie hier in den Händen halten.

Nun hoffe ich, ich kann Ihnen mit meinen Texten wertvolle Anregungen liefern. Sie sollen erkennen, was alles möglich ist, was Sie selbst tun können, um Ihre Genesung zu unterstützen und die Krankheit bestenfalls zu besiegen. Das ist nicht nur motivierend, sondern in den meisten Fällen auch wirksamer und verträglicher als das Laufen im Hamsterrad des Gesundheitswesens. Nutzen Sie das Wissen, um die richtigen Weichen gemeinsam mit Ihrem Arzt zu stellen.

Und keine Angst!

Es wird genügend Stimmen geben, die gegen die Aussagen in diesem Buch argumentieren werden. Von einfachen Zweifeln bis zum Vorwurf der Scharlatanerie wird vermutlich alles dabei sein, wenn Sie mit Ihren Verwandten und Bekannten darüber sprechen. Ich habe damit kein Problem.

Wofür gibt es eine Zweitmeinung?

Streng genommen ist das Folgende sogar so etwas wie »Alternativmedizin«, denn es ist eine Abweichung vom bisherigen Standard. Doch zum einen weiß ich durch meine akademische Zweitausbildung zum Juristen (Medizinrecht), dass die Außenseitermethode von heute, morgen der Standard und übermorgen der Behandlungsfehler ist - Medizin entwickelt sich.

Und zum anderen weiß ich, dass spätestens ein ausgebildeter Sportmediziner Ihnen alles bestätigen sollte, was Sie hier in diesem Buch lesen. Noch besser für Sie als Darmkrebspatient qualifiziert sind Experten aus dem Bereich der Sportonkologie oder onkologischen Trainingstherapie, die zumindest an den Universitätskliniken in immer größerer Zahl arbeiten.

Und genau da möchte ich hin:

Sie sollen Sich um ein möglichst komplettes Meinungsbild bemühen und dann die für Sie richtigen Schlüsse ziehen! Denn »richtig« ist keine statistische Frage oder eine Frage des Behandlungsstandards; es ist eine individuelle Entscheidung.

Und nun:

Viel Spaß beim Lesen – und noch wichtiger – bei der Umsetzung!

EINFÜHRUNG

Über dieses Buch

Dieses Buch ist anders als die Gesundheitsratgeber, die Sie vielleicht bereits kennen. Daher erlaube ich mir einige kurze Anmerkungen, die Ihnen einen effektiven Umgang mit den vorliegenden Informationen erlauben.

Für wen das Buch geschrieben ist

Die Tatsache, dass Sie dieses Buch erworben haben, verrät mir, dass Sie sich aktiv mit Ihren Möglichkeiten und Ihrem weiteren Weg mit Ihrer Erkrankung beschäftigen möchten. Ein bloßes »die Ärzte mal machen lassen« erscheint Ihnen nicht als der Weisheit letzter Schluss.

Damit ist der erste Schritt hin zu einer aktiven Teilnahme am weiteren Geschehen bereits getan.

Ich gehe somit folgend davon aus, dass Sie als Leser der interessierte und von der Erkrankung betroffene Patient sind. Sie erwartet eine transparente Information durch alle Entstehungs- und Behandlungsabschnitte von Darmkrebs. Dabei lege ich ein besonderes Augenmerk auf die kritische Auseinandersetzung mit den zur Verfügung stehenden Informationen.

Der Schreibstil

Ich verzichte in dieser Buchreihe bewusst auf einen zu wissenschaftlichen Schreibstil. Das erleichtert die Lesbarkeit der Texte deutlich und macht sie besser verständlich.

Denn es geht in diesem Buch nicht um wissenschaftliche Reputation, sondern darum Ihnen die Informationen zu geben, die Sie in Ihrer aktuellen Situation benötigen - verständlich, unterhaltsam und motivierend. Daher finden Sie am Schluss jedes Kapitels auch eine kurze Zusammenfassung der relevantesten Fakten.

Damit mir dennoch niemand wilde Behauptungen in diesem Buch unterstellen kann und um sich von populistischer Trivialliteratur klar zu distanzieren, finden sich Fußzeilen bzw. Zitate in Teilen, bei denen ich auf konkrete Zahlen oder Empfehlungen mit Gesundheitsbezug verweise. Diese Daten sind rein objektive Studienergebnisse, die meine Aussagen belegen sollen. Falls Sie noch tiefer in die Materie einsteigen wollen, können Sie Ihnen als weitere Informationsquellen dienen.

Was Sie nicht lesen müssen (aber sollten)

Es gibt einige sehr fachspezifische Passagen, an Stellen an denen ich es als sinnvoll erachte. Da kann es schon einmal sehr physiologisch oder gar chemisch bis physikalisch werden. Lass Sie sich davon nicht abschrecken. Es dient dem besseren Gesamtverständnis und wird durch bildhafte Vergleiche letztlich doch verständlich.

Sollten Ihnen diese Teile dennoch zu fachlich erscheinen, können Sie sie überspringen und als bloße Informationsquelle z. B. für vertiefende Gespräche mit Ihrem Arzt oder Apotheker nutzen.

Dennoch empfehle ich diese Passagen zumindest zu überfliegen. Denn sie verdeutlichen oftmals die Genialität des menschlichen Körpers. Er ist ein wahres Wunderwerk und tut alles, um uns zu schützen und am Leben zu halten. Die Art und Weise zu verstehen, wie er das tut – und wo er manchmal kindlich naiv genau das Falsche unternimmt und so alles schlimmer macht – zeigen uns genau auf, was wir in unserem Leben ändern müssen oder wo sich Möglichkeiten zur Unterstützung der Selbstheilung bieten. Auch helfen naturwissenschaftliche Grundüberlegungen regelmäßig Scharlatanerie im Alltag zu erkennen, um sich nicht fehlleiten zu lassen. Ich denke da nur an angebliche Wundermittel gegen Krebs wie z. B. »Vitamin B 17«, was bereits aufgrund des irreführenden Namens verboten werden müsste. Weder handelt es sich um ein Vitamin – es ist eine giftige Cyanid-Verbindung – noch kann dieser Stoff Krebs heilen! Die Tatsache, dass der Stoff im Labor Krebszellen zu töten im Stande ist, liegt einzig und allein in seiner Toxizität begründet. Neben den Krebszellen würden auch alle anderen Zellen sterben – kein durchdachtes Therapiekonzept.

An diesem Beispiel wird deutlich, dass die Fachpassagen auch dazu dienen sie für Scheinkorrelationen zu sensibilisieren.

Klartext

Mir ist wichtig, dass Sie die Grundprinzipien und Ideen verstehen, daher arbeite ich oft mit bildhaften Vergleichen. Manchmal muss ich allerdings auch Klartext reden.

Mir ist bewusst, dass Klartext polarisiert. Auch wird man mir vermutlich einen Mangel an Empathie unterstellen. Ich kann nur sagen:

das Gegenteil ist der Fall.

Nicht zuletzt durch meine jahrelange Arbeit mit den betroffenen Krebspatienten in meiner Sportstudie wurde mir das (seelische) Leid der Patienten regelmäßig vor Augen geführt. In der Versorgungsrealität führt dies dazu, dass Angehörige und teilweise sogar Ärzte geneigt sind, einen besonders schonenden Umgang mit

Ihnen als Patient zu pflegen. Sie meinen es gut und wollen daher jegliche Belastungen von Ihnen fernhalten.

Sie verdienen allerdings eine vollumfängliche Information und ungefilterte Wahrheiten. Denn Sie müssen mit allen Konsequenzen Ihrer künftigen (Therapie-)Entscheidungen leben.

Auch gehe ich davon aus, dass Sie optimale Gesundheitsentscheidungen treffen wollen und bereit sind die erforderlichen Mühen auf sich zu nehmen. Genau für solche Menschen ist dieses Buch geschrieben.

Die Alternativen zum Klartext wären lediglich das Schweigen und der Weichspülgang. Das Problem ist, dass sowas niemandem hilft, der wirklich etwas ändern will. Das hat mich auch meine Erfahrung als Coach immer wieder gelehrt.

Vorsicht!

Onkologische Erkrankungen wie Darmkrebs erfordern letztlich immer die Betreuung durch einen Facharzt, idealerweise in einem interdisziplinären Team. Ich rate Ihnen daher die Informationen lediglich als Gesprächsgrundlage mit Ihrem Arzt zu nutzen.

Sollten Sie sich im Verlaufe dieses Buches von der Idee der »Macht der Bewegung« anstecken lassen, so rate ich dringend zu einer fachmännischen Betreuung durch einen Bewegungstherapeuten.

Denn ich möchte Sie auf einem nachhaltigen Weg unterstützen. Da bedarf es manchmal auch ein wenig mehr an Vorsicht und einem langsamen Start.

Und jetzt:

Viel Spaß beim Lesen und - viel wichtiger – bei der Umsetzung.

Packen wir es an!

Klinische Symptomatik und Diagnostik

Vermutlich erwarten Sie diesen Abschnitt überspringen zu können. Denn wenn Sie dieses Buch interessiert, haben Sie (oder ein Ihnen nahestehender Mensch) die Diagnose Darmkrebs bereits erhalten. Jedoch ist die Realität hinter einer solchen Diagnose etwas komplexer als man vermuten mag, denn Darmkrebs ist nicht gleich Darmkrebs. Außerdem könnten Sie sich zum jetzigen Zeitpunkt einer noch nicht bestätigten »Verdachtsdiagnose« ausgesetzt sehen. Hintergrundwissen zu den Abläufen vor der eigentlichen Therapie können somit äußerst relevant sein.

Aufgrund der möglichen unterschiedlichen Lokalisation des Primärtumors sowie der unterschiedlichen Schweregrade ist eine feinere Untergliederung der Erkrankung Darmkrebs notwendig. Denn hiervon hängen der weitere Ablauf und die therapeutischen Maßnahmen ab. Anschaulich wird dies, wenn man Blinddarmkrebs mit einem Dickdarmkarzinom vergleicht. Während sich der operative Eingriff im ersten Fall bestenfalls wirklich auf den Blinddarm beschränkt, so wird im zweiten Fall regelmäßig ein ganzer Darmabschnitt entfernt.

Wir beschäftigen uns in diesem Buch schwerpunktmäßig mit der Hauptform des Darmkrebses und seinen unterschiedlichen Ausprägungen/Schweregraden (sog. Stadien):

dem Dickdarmkrebs (oder dem sog. kolorektalen Karzinom).

Symptome

Das kolorektale Karzinom bleibt leider bis zu einem fortgeschrittenen Stadium zumeist – in über der Hälfte der Fälle - asymptomatisch. Dies bedeutet, dass Sie den Krebs bereits viel länger in sich getragen haben, als Sie denken. Die folgenden Symptome haben Sie viel später erst registrieren können. Selbstvorwürfe in Bezug auf die Eigenwahrnehmung sind somit i. d. R. unbegründet – sie helfen nun ohnehin nicht mehr weiter.

Zu den allenfalls unspezifischen Anzeichen der Erkrankung gehören die Veränderungen des Stuhlverhaltens, z B. Obstipation und/oder Diarrhö sowie leichte Blutungen, die den Stuhl dunkelbraun bis schwarz färben können.

Letztere Blutungen stellen bereits eine erste direkte Bedrohung für den Körper dar. Denn sie können bei entsprechender Chronifizierung zu anämischen Zuständen (Blutarmut) und daraus resultierender verstärkt auftretender Müdigkeit führen. Letztlich ist es der schleichende Blutverlust der zu einem Mangel an roten Blutkörperchen führt. Ohne diese Blutzellen gerät der Körper zunehmend in ein Sauerstoffdefizit, was die Leistungsfähigkeit des Organismus herabsetzt und somit die Müdigkeit begründet.

Eine vermeintlich grundlose und dauerhafte Erschöpfung kann im Ergebnis den ersten ernsthaften Hinweis auf eine Fehlfunktion im Organismus darstellen. Gleiches kann für einen ungewohnten Leistungsabfall gelten - z. B. die bekannte Radtour mit Freunden bei der man plötzlich »hinterherfährt« oder die tägliche Joggingrunde, die zunehmend schwerer fällt. Doch das Symptom Müdigkeit/Erschöpfung bleibt natürlich unspezifisch. Viele Erkrankungen und auch stressige Lebenssituationen können auch ohne einen Mangel an roten Blutkörperchen zu einer chronischen Müdigkeit führen. Darmkrebstypische Frühsymptome treten erst später auf.

Im weiteren Verlauf der Erkrankung können sich vereinzelt abdominale Schmerzen oder tastbare Raumforderungen zeigen. Beides können dezente Hinweise für das Vorliegen maligner Veränderungen im Kolorektalbereich sein. Insbesondere im Falle bleibender Raumforderungen ist einen Arztbesuch dringend angezeigt.

Auf ein hingegen bereits fortgeschrittenes Darmkrebsstadium kann ein ungewollter Gewichtsverlust hindeuten. Damit ist eine Gewichtsveränderung ab ca. 7kg pro Jahr gemeint. Auch hier ist natürlich Vorsicht geboten, da ein solcher Gewichtsverlust zwar darmkrebstypisch jedoch nicht darmkrebsspezifisch ist. Somit passt er regelmäßig ins Gesamtbild, kann aber nicht als belastbares Diagnosekriterium gelten.

Eine größere Aussagekraft haben deutlich sichtbare Blutungen, starke abdominale Schmerzen sowie ein Darmverschluss. Letzterer ist i. d. R. durch heftige, krampfartige (kolikartige) Bauchschmerzen, die wellenförmig zu- und wieder abnehmen, Übelkeit und Erbrechen, einen geblähten Bauch oder verstärkte Darmwinde (Flatulenz) gekennzeichnet.

In Verbindung mit einer Anamnese der familiären Vorbelastung bzw. der familiären Häufung von Darmkrebserkrankungen und anderer Risikofaktoren, stellt die Abfrage der bisher erläuterten Symptomatiken einen ersten diagnostischen Schritt dar. Sie können eine »Verdachtsdiagnose« begründen.

Klinische Diagnostik

Die höchste Genauigkeit (sog. Sensitivität) im Bereich der Darmkrebsdiagnostik liefert eine Biopsie im Rahmen einer vollständigen Darmspiegelung (auch Koloskopie). In Verbindung mit einer Computertomografie nach Kontrastmittelgabe und einer histologischen Untersuchung des gewonnenen Materials ermöglicht sie zudem ein sog. »präoperatives Staging«. Damit liefert die Darmspiegelung wichtige Informationen bzgl. der genetischen Beschaffenheit und den Fortschritt der Erkrankung. Denn das Tumorstadium – ermittelt über das Staging – ist für die Therapie und den weiteren Krankheitsverlauf absolut endscheidend.

Doch die Koloskopie birgt einen weiteren Vorteil:

Durch die Möglichkeit der direkten Entfernung von während der Untersuchung erkannten Adenomen, stellt die Koloskopie neben ihrer Funktion als Screening-Methode gleichzeitig eine potenziell erste therapeutische Maßnahme dar. Denn entartete Zellen – egal ob gut- oder bösartig – können nach Ihrer Entfernung keinen Schaden mehr anrichten. Damit verdient die Koloskopie wortwörtlich den Ruf als Maßnahme der »Krebsvorsorge«!

Andere Maßnahmen – wie z. B. Brustkrebsuntersuchungen – werden fälschlicherweise als Krebsvorsorge bezeichnet, obwohl es sich ausschließlich um Screeningmaßnahmen handelt. Der Unterschied ist, dass ein Screening eine Erkrankung lediglich – bestenfalls sehr frühzeitig - erkennen aber nicht verhindern oder behandeln kann. Niemand verringert sein Brustkrebsrisiko durch ein Brustkrebsscreening, aber eine Darmkrebsvorsorge kann Darmkrebs verhindern.

Die gesetzliche Krankenversicherung bezahlt eine entsprechende Koloskopie aufgrund ihres erwiesenen Nutzens in der Prävention ab 55 Jahren alle 10 Jahre. Für Männer soll die Altersgrenze aufgrund des höheren Erkrankungsrisikos im Vergleich zu Frauen zeitnah auf 50 Jahre abgesenkt werden. Als Nachsorgemaßnahme wird eine Darmspiegelung i. d. R. alle 5 Jahre empfohlen. Diese Empfehlungen kann ich nur absolut unterstützen und möchte sie Ihnen ausdrücklich ans Herz legen.

Ein weiteres diagnostisches Mittel zur Darmkrebserkennung steht mit dem Test auf okkulten Stuhl zur Verfügung. Der »Test auf okkultes Blut im Stuhl« (engl. Fecal Occult Blood Test; FOBT) weist Hämoglobin und damit die zuvor angesprochenen Blutungen im Stuhl nach. Schlägt der Test in drei aufeinanderfolgenden Stuhlproben an, liegt ein valides Ergebnis vor. Diese Screeningmethode macht bei positivem Befund eine vollständige Koloskopie zur endgültigen Diagnosestellung erforderlich und kann daher als eine Art kostengünstiger Vorabtest angesehen werden.

Stadien und Klassifizierung (Staging)

An dieser Stelle wird es zum ersten Mal etwas theoretischer. Ich kann Ihnen allerdings aufgrund der Wichtigkeit des Themas »Staging« eine fachmedizinische Passage nicht ersparen.

Weiterhin hilft Ihnen der folgende Abschnitt höchstwahrscheinlich die ganzen Arztbriefe und Befunde, die Ihnen vorliegen oder Sie erwarten, besser zu verstehen und bis zu einer gewissen Ebene zu interpretieren. Hierzu müssen Sie nicht alles im Detail verstehen. Es genügt zu erkennen, welche Maßnahmen aufgrund des gefundenen Schweregrades erforderlich sind und welche Chancen Ihnen welche Maßnahme bietet.

Die Klassifikation für das kolorektale Karzinom unterscheidet zwischen vier Malignitätsgraden (Abkürzung G aus dem engl. »grades«) - eine Art Maß für die Aggressivität der Krebszellen.

Die sog. TNM - Klassifikation verfeinert die Einteilung des Tumors. Sie ermöglicht durch die Erfassung von Tumorausprägung, Lymphknotenbefall und Fernmetastasen eine Stadieneinteilung nach dem System der Union International Contre Le Cancer (UICC Stadium I - IV).

Während Schweregrad I das Anfangsstadium bei Darmkrebs bildet, handelt es sich bei dem fortgeschrittenen Stadium IV oftmals um ein Stadium bei dem die Heilungschancen leider stark sinken.

Zusätzlich kann eine Einteilung nach dem klinischen (cTNM) und postoperativen (pTNM) Staging erfolgen.

Ab einem gewissen Punkt wird dieses Thema zweifelsohne zu einer medizinischen Wissenschaft. Sie sollten sich auf die Stadieneinteilung konzentrieren, deren Bedeutung wir noch weiter vertiefen werden. Der Vollständigkeit halber habe ich Ihnen dennoch die gängigen Abkürzungen in Tabelle 1 zusammengetragen, damit Sie die ärztlichen Befunde besser lesen und verstehen können.

Malignitätsgrad	
G1	gut differenziert
G2	mäßiggradig differenziert
G3	schlecht differenziert
G4	undifferenziert
Primärtumor	
T0	kein Anhalt für Primärtumor
Tis	Carcinoma in situ
Tx	Primärtumor kann nicht beurteilt werden
T1	Tumor infiltriert Submukosa
T2	Tumor infiltriert Muskularis propria
T3	Tumor infiltriert Subserosa oder nichtperitonealisiertes perikolisches Gewebe
T4	Tumor perforiert das viszerale Peritoneum oder infiltriert anliegende Organe oder Strukturen, bzw. andere Teile des Kolons
Regionale Lymphknoten	
N0	kein Anhalt für Befall regionaler Lymphknoten
N1	Metastasen in 1-3 regionalen Lymphknoten
N2	Metastasen in 4 oder mehr regionalen Lymphknoten
Nx	regionale Lymphknoten können nicht beurteilt werden
Fernmetastasen	
M0	kein Anhalt für Vorliegen von Fernmetastasen
M1	Fernmetastasen vorhanden
Mx	Das Vorliegen von Fernmetastasen kann nicht beurteilt werden

Tabelle 1 – Tumorstaging bei Darmkrebs

Warum setze ich einen so großen Schwerpunkt auf das Tumorstaging?

Der Grund ist einfach und wichtig zugleich:

Die Klassifizierung des Darmtumors ist von großem prognostischem Wert für Ihren Krankheitsverlauf. Sie übt zudem einen entscheidenden Einfluss auf die Auswahl möglicher therapeutischer Optionen aus.

Abhängig vom Darmkrebsstadium lassen sich erstaunlich gute Voraussagen über die sog. 5-Jahres-Überlebenswahrscheinlichkeit treffen. Dabei handelt es sich um ein in der Onkologie häufig eingesetztes Maß, mit dem u. a. die Wirksamkeit von Krebsmedikamenten bemessen werden kann.

Bei allen Studienteilnehmern der gängigen Krebsmedikamente wurde beobachtet, welcher Patient nach einem gewissen Zeitabschnitt überlebt hat (Gesamtmortalität) und das ohne einen Rückfall (rezidivfreies Überleben) erlitten zu haben.

Aufgrund der hohen Sterblichkeit bei vielen Krebserkrankungen gilt das (rezidivfreie) Überleben als größter therapeutischer Erfolg.

Sehen wir uns den Einfluss des Stadiums bei Darmkrebs auf die Überlebenswahrscheinlichkeit an:

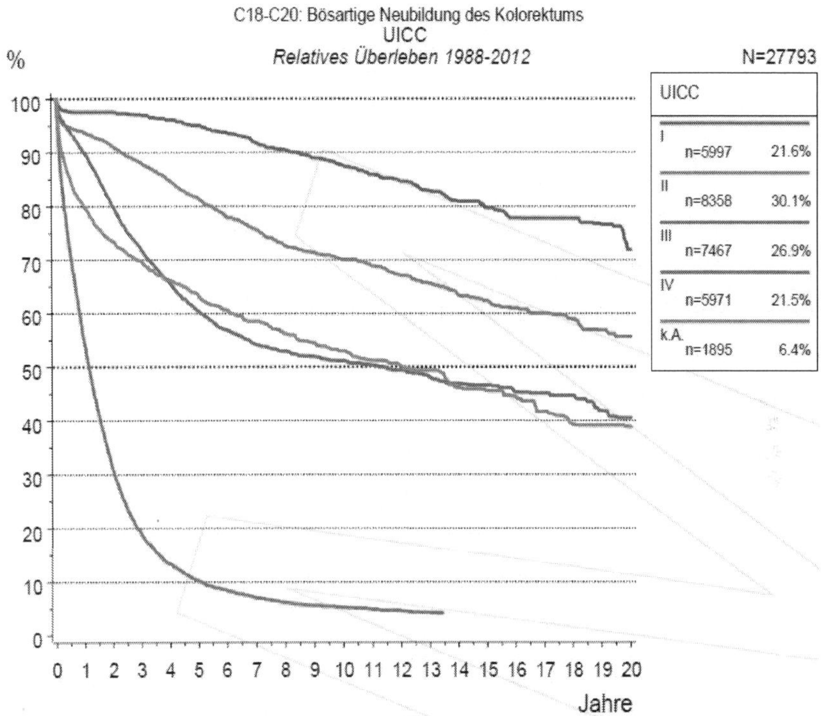

Abbildung 1 - 5-Jahres-Überlebenswahrscheinlichkeit in Abhängigkeit vom UICC Stadium[1]

Ein Hinweis zur Grafik:

Zum Zeitpunkt 0 (waagerechte X-Achse) wird die Diagnose Darmkrebs gestellt und die Stadieneinteilung vorgenommen. Zu diesem Zeitpunkt leben selbstverständlich noch alle beobachteten Patienten (100% auf der senkrechten Y-Achse).

Mit fortschreitender Zeit (Bewegung auf der X-Achse nach rechts) sind Studienteilnehmer zunehmend verstorben, daher fallen die Kurven ab. Zum Zeitpunkt 2,5 Jahre nach Diagnose haben beispielsweise noch ca. 90% der Patienten mit Stadium II (zweite Linie von oben) überlebt.

Sofort auffällig ist, dass die Überlebensraten umso stärker abfallen, je höher das Stadium der Studienteilnehmer war. Ein fortgeschrittenes Darmkrebsstadium nach den gängigen Klassifizierungen ist somit mit einer deutlich schlechteren Prognose assoziiert. Dieser Effekt ist für Stadium IV am stärksten ausgeprägt.

---

[1] mit freundlicher Genehmigung des Tumorregisters München.

Die Überlebenswahrscheinlichkeit nimmt in diesem Stadium im Vergleich zu den anderen Stadien dramatisch ab.

Damit dürfte Ihnen nun klar sein, warum mir die Stadieneinteilung so wichtig ist. Es handelt sich um einen Paramater, den Sie Ihren Befunden leicht entnehmen können und der eine starke Aussagekraft in Bezug auf den weiteren Krankheitsverlauf hat.

Wie bereits erwähnt, ist auch die medizinische Therapie vom Staging-Ergebnis abhängig. So hängt neben der Ausführung der Operation (z. B. Entfernung der Lymphknoten: ja/nein) auch eine leitliniengerechte Chemotherapie vom UICC Stadium ab. Zu diesen ominösen Leitlinien kommen wir später noch.

Wichtig zu merken (folgend **«Radikale Reduktion der Komplexität»):**

1. Eine Darmkrebs-Diagnose ohne vorherige Koloskopie ist nicht seriös!
2. Ungewollter Gewichtsverlust, belastungsuntypische Erschöpfung und Stuhlverfärbungen sollten als Hinweise gewertet werden. Suchen Sie in diesem Fall Ihren Hausarzt als ersten Ansprechpartner auf.
3. Gehen Sie zur Darmkrebsvorsorge! Sie ist für Sie i. d. R. kostenfrei und kann Schlimmeres verhindern.
   (Machen Sie schon? Prima! Dann schicken Sie auch Ihre Liebsten, Bekannten und Verwandten hin!)
4. Darmkrebs ist nicht gleich Darmkrebs. Heilungs- und Überlebenschancen hängen von Lokalisation und insbesondere vom Stadium (I-IV) des Karzinoms ab. Je höher das Stadium, desto schlechter die Prognose.
5. Je früher der Krebs entdeckt wird, desto besser sind Ihre Heilungschancen.
6. Wer zögert, verliert! Handeln Sie!
   (Abbildung 1 kann deutlicher gar nicht sein)

Zahlen, Daten und Fakten

Krebserkrankungen stellen in Deutschland nach den Erkrankungen des Herz-Kreislauf-Systems (37,2%) die zweithäufigste Todesursache dar (25,3%). Fast abgeschlagen folgen Atemwegserkrankungen mit 7,1%[2].

Darmkrebs wiederrum gehört unter den Krebserkrankungen geschlechterübergreifend inzwischen zur zweitgrößten Fraktion der Krebsarten[3]. Damit ist klar, dass wir in diesem Buch nicht über eine unbedeutende Randerscheinung sprechen. Sie stehen nicht alleine vor einer großen Herausforderung.

Lassen Sie mich ein paar weitere Fakten benennen:

- Jährlich erkranken ca. 62.000 Menschen in Deutschland an Darmkrebs.
- 90% dieser Patienten sind über 50 Jahre alt.
- 25.507 Todesfälle im Jahr 2012 ließen sich auf Darmkrebs zurückführen.
- Darmkrebs stellt die zweithäufigste krebsbedingte Todesursache nach bösartigen Neubildungen der Lunge und Bronchien dar.
- Die hohe Sterblichkeit liegt darin begründet, dass nur ca. 35% der Krankheitsfälle in einem heilbaren Stadium erkannt werden.

Sowohl die Neuerkrankungswahrscheinlichkeit (sog. Inzidenz) als auch die Sterberaten variieren je nach Alter und Geschlecht. Beide Kennzahlen sind für junge Frauen am niedrigsten und für Männer mit hohem Alter am höchsten[4]. Über das gesamte Leben betrachtet, sterben schätzungsweise 32 von 1000 Männern und 26 von 1000 Frauen an Darmkrebs.

Die Abhängigkeit einer Darmkrebserkrankung vom Alter vermag nicht zu überraschen. Die meisten Krebsarten sind »Alterserkrankungen«. Im Verlauf des Buches werden wir neben den dieser Beobachtung zugrundeliegenden Ursachen zudem eine Idee bekommen, warum Männer öfter erkranken als Frauen.

---

[2] Statistisches Bundesamt, 2019.

[3] Zentrum für Krebsregistrierdaten, Übersichten zu den Krebsneuerkrankungs- und Krebssterbefällen, 2019, S. 16.

[4] Zentrum für Krebsregistrierdaten, Erkrankungs- und Sterberisiko in Deutschland nach Alter und Geschlecht, ICD-10 C18 – C21, 2017, S. 38.

Spannend ist weiterhin folgende Erkenntnis:

In der weltweiten Betrachtung zeigen sich deutliche Unterschiede für die Darmkrebsinzidenz. Während die Erkrankungswahrscheinlichkeit in den westlichen Industrienationen am höchsten ist – und in Deutschland höher als im EU-Schnitt -, finden sich in Ländern mit niedrigem sozioökonomischem Status die niedrigsten Erkrankungsraten.

Man könnte Darmkrebs daher als eine Art »Wohlstandserkrankung« bezeichnen, denn in Mangelversorgungsgebieten finden wir ihn kaum. Bei solchen Verteilungsmustern handelt es sich somit regelmäßig um Erkrankung des Überflusses. Hierbei ist es gar nicht entscheidend in einem gefühlten Überfluss zu leben. Denn das eigene Empfinden bzgl. der eigenen Versorgung bzw. Mittel ergibt sich regelmäßig aus dem Quervergleich mit dem eigenen Umfeld. Da wir in Deutschland zwar unterschiedlich gut situiert sind, aber alle im Vergleich zu Drittstaaten mehr oder minder »überversorgt« und damit im evolutionären Sinne »maßlos« leben, hilft lediglich der objektive Vergleich mit ärmeren Ländern, die ein ursprünglicheres Verhältnis zwischen Bewegung und Ernährung praktizieren, als wir es tun.

In dieses Bild passen auch Beobachtungen, wonach sich Erkrankungsraten von Immigranten bei Übernahme des jeweiligen Lebensstils des Einwanderungslandes über die Zeit angleichen[5].

Auch die Gründe für diese Zusammenhänge werden im nächsten Kapitel klarer werden. Sprechen wir also nun über die Darmkrebsentstehung begünstigenden und auslösenden Faktoren.

---

[5] Becker, in Chirurgische Onkologie, 2001.

Wie Darmkrebs entsteht

Für Darmkrebs sind eine Reihe von äußeren (exogenen) und inneren (endogenen) Risikofaktoren bekannt. Hierzu zählen insbesondere Lebensstilfaktoren – z. B. Ernährung, Bewegungsverhalten, Stress, etc. -, die bis zu 50% des Erkrankungsrisikos ausmachen können. Die anderen 50% entfallen auf andere Grunderkrankungen, die die Entwicklung von Darmkrebs begünstigen sowie genetische Prädispositionen (genetisches Risiko)[6].

Bereits an dieser Stelle wird deutlich, warum Darmkrebs mit dem höheren sozioökonomischen Status der Industrienationen in Verbindung steht. Der hohe Lebensstandard in unserer westlichen Welt ist regelmäßig durch einen völlig anderen Lebensstil geprägt, als er in Entwicklungsländern gelebt wird.

Typischerweise sind wir »Kopfarbeiter« in einer Dienstleistungsgesellschaft und tendenziell über- denn unterernährt. Weitere Details zu den einzelnen Einflussfaktoren des Lebensstils folgen noch. Jedoch sei an dieser Stelle klar auf den Umkehrschluss hingewiesen:

Wenn statistisch 50% der Darmkrebsfälle auf den Lebensstil zurückzuführen sind, so lassen sich eben diese 50% durch eine als gesund geltende Lebensweise verhindern!

Nicht jeder möchte das hören.

Wenn Sie als Leser dieses Buches bereits an Darmkrebs erkrankt sein sollten, bringt Ihnen diese Erkenntnis zudem wenig.

Ich bitte Sie mir diese Aussage nicht als Vorwurf auszulegen. Denn es ist eben auch nur ein statistischer Zusammenhang, den ich der Vollständigkeit halber erwähnen muss. In wie weit er im Einzelfall zutrifft, wird sich ohnehin nicht klären lassen. Auch ist die Erkenntnis zur Beeinflussbarkeit des Darmkrebsrisikos durch den Lebensstil für Fragen der Verhinderung von Rückfällen ein wichtiger Anknüpfungspunkt. Anderenfalls würde man sich in dieser Hinsicht hinter genetischen Risiken und dem Schicksal verstecken.

Die o. g. Ausführungen sind daher vielmehr als Apell/Motivation zu sehen. Auch gelten diese darmkrebsspezifischen Beobachtungen für beinahe alle Zivilisationskrankheiten – insbesondere das metabolische Syndrom, dem ich mein erstes Buch »Radikal Gesund Episode 1 | Das metabolische Syndrom« gewidmet habe.

Ein in Hinblick auf Ernährung und Bewegung »artgerechter« Lebensstil lohnt sich somit in mehrfacher Hinsicht!

---

[6] Prudence R., in: Gastroenterology, 2018,

Äußere Risikofaktoren

Aus Querschnittsstudien und prospektiven Kohortenstudien ist, wie bereits erwähnt, ein großer Einfluss der Lebensgewohnheiten auf das kolorektale Karzinom (KRK) bekannt. Diese häufigste Form des KRK ist das sog. spontane KRK, welches durch spontane Gen-Mutationen in der DNA ausgelöst wird. Zwischen 70% und 95% der gesamten Dickdarmkrebsfälle sind auf diese Ursache zurückzuführen, daher können wir diese Ergebnisse generell als repräsentativ für Darmkrebs betrachten.

Aus den epidemiologischen Studien - diese Studien haben keine kontrollierte Intervention, wie die Gabe eines Medikamentes oder die Durchführung einer Bewegungstherapie zum Inhalt, sondern werten Fragebögen aus Umfragen aus - konnten bisher folgende Risikofaktoren als Schlüsseleinflussgrößen für die Darmkrebsentstehung identifiziert werden:

- ein niedriges Aktivitätsniveau,
- fett- und fleischreiche, aber balaststoffarme Ernährung,
- Übergewicht,
- Alkohol- und Tabakkonsum mit wachsender Evidenz.

Dass die o. g. Faktoren in der Realität alle miteinander in Verbindung stehen, ist einleuchtend. Wenig Bewegung in Kombination mit hochkalorischer Nahrung führt zwangsläufig zu Übergewicht. Insbesondere das Übergewicht ist auch der gemeinsame Nenner viele chronischer Volkskrankheiten. Es erhöht das Risiko für Typ-II-Diabetes, Schlaganfall, koronare Herzkrankheit, Krebs und frühzeitigen Tod dramatisch[7],[8].

Der risikosteigernde Effekt von Tabak und Alkohol wundert ebenfalls nicht. Zellgifte – wenngleich gesetzlich (teil-)legitimiert – sind gesundheitsschädlich. Da helfen auch keine Ausreden. Diese Gifte stören unzählige physiologische Abläufe im menschlichen Körper, so dass Darmkrebs eben nur eine logische der unzähligen möglichen Folgen darstellt. Man kann diese Genussmittel praktisch nicht scharf genug kritisieren - ist »Genussmittel« nicht eine herrliche und marketingstrategisch grandiose Verharmlosung für »Suchtmittel«?

---

[7] Tirosh, in: N Engl J Med, 2011.
[8] Twig, in: N Engl J Med, 2016.

Aus den nun besprochenen Erkenntnissen zu den Risikofaktoren lassen sich bereits erste Präventionsmaßnahmen gegen Darmkrebs ableiten, da im Umkehrschluss

- die Vermeidung von Inaktivität,
- eine ausgewogene Ernährung,
- Normalgewicht und
- der Verzicht auf Alkohol und Tabak

das Erkrankungsrisiko auf Normalniveau reduzieren. Wenn Übergewicht als Risikofaktor heraussticht, bedeutet dies nicht weniger, als dass wir es über eine ausgewogene Ernährung mit einem Mehr an Bewegung bestenfalls wieder abbauen und damit das Darmkrebsrisiko deutlich reduzieren können.

Die aktuelle medizinische Leitlinie (S3-Leitlinie) zum kolorektalen Karzinom empfiehlt daher konsequenterweise regelmäßige körperliche Aktivität, Gewichtsreduktion und den Verzicht auf das Rauchen.

Lassen Sie uns ein weiteres Gedankenspiel wagen:

Wenn der Lebensstil einen so großen Einfluss auf die Darmkrebsentstehung hat und die Vielzahl der Fälle aufgrund spontaner DNA-Mutationen entsteht, so müsste der Lebensstil damit entweder die Mutationswahrscheinlichkeit erhöhen oder aber die Fähigkeit des Körpers zur Reparatur der DNA wird durch einen ungesunden Lebensstil herabgesetzt.

In Wirklichkeit wurden tatsächlich beide Effekte nebeneinander nachgewiesen. Zwei wesentliche Mechanismen seien an dieser Stelle genannt:

Insbesondere das sog. »Viszeralfett« (Fett hinter der Bauchmuskulatur; auch Darmfett genannt) agiert als endokrines (drüsenartiges) Organ mit negativen Effekten für den gesamten Metabolismus[9].

Fett als Drüse?

Ja, im Prinzip schon, denn eine Drüse produziert Botenstoffe und gibt sie an den Blutkreislauf ab, um entfernt liegende Zielstrukturen zu definierten Vorgängen anzuregen. Als konkretes Beispiel sei die Bauchspeicheldrüse genannt. Sie produziert u. a. Insulin, welches seinerseits die Hauptaufgabe hat, den Transport von Zucker aus dem Blut in die Muskelzellen zu ermöglichen.

Auch das Bauchfett produziert Botenstoffe, die in anderen Körperzellen oder -regionen bestimmte Reaktionen auslösen. Insbesondere kritisch ist diese Signalrolle im Zusammenhang mit der

[9] Pedersen, in: Nat Rev Endocrinol, 2012.

Entstehung und Steuerung von Entzündungen. Diese werden durch das Fettgewebe dauerhaft befeuert (sog. Inflammaging) - ein Hauptgrund für viele chronische Erkrankungen und Krebs[10]. Eben diese chronischen kaum messbaren Entzündungsreaktionen, die das Bauchfett hervorruft, sind inzwischen als gemeinsamer Nenner in Bezug auf die Entstehung von vielen chronischen Krankheiten anerkannt.

Weiterhin fördern die Botenstoffe des Viszeralfettes zusätzlich die sog. Angiogenese. Dabei handelt es sich um die Neuausbildung von Blutgefäßen. Das klingt zunächst harmlos. Jedoch sei angemerkt, dass Krebs nicht grundlos auch als »Neubildung« bezeichnet wird. Wie ein Neubau benötigt eine Neubildung eine gewisse Versorgungsinfrastruktur - hier Adern zur Versorgung des Tumors mit Nährstoffen und Sauersoff.

Ein hohes Maß an Viszeralfett schafft somit über die Kombination von einem entzündlichen Milieu mit der Förderung der Gefäßneubildung den perfekten Lebensraum für Tumore[11].

Warum ist mir dieser Aspekt so wichtig?

Es geht mir darum, dass wir endlich aufhören einen zu hohen Fettanteil zu verharmlosen. Denn es handelt sich hierbei keineswegs um »Scheinkorrelationen« zwischen Übergewicht und den Erkrankungshäufigkeiten. Die Mechanismen sind eindeutig identifiziert.

Bedenken wir die »Übergewichts-Epidemie« in unserer Gesellschaft, der wir mit einer Anpassung der Kleidergrößen begegnen - 2010 wurden alle Größen eine Stufe nach unten geschoben; »XS« ist entfallen, »S« ist jetzt »XS«, »M« ist heute »S«, usw. - anstatt schonungslos aufzuklären, dass uns unser maßloses Konsumverhalten umbringt, wird klar, dass dringender Handlungsbedarf besteht. Ich werde nicht aufhören hier den Finger in die Wunde zu legen. Denn der Saboteur unserer Gesundheit ist bekannt - es ist das Bauchfett!

Der zweite potenziell krebsfördernde Mechanismus, den ich Ihnen erläutern möchte, ist der sog. oxidative Stress.

Oxidativer Stress stellt eine Stoffwechsellage dar, unter der der Organismus hohen Konzentrationen an reaktiven Sauerstoffspezies (ROS) ausgesetzt ist. Superoxide, Wasserstoffperoxid und Hydroxylradikale sind beispielsweise kontinuierlich anfallende Neben- und Abbauprodukte sauerstoffabhängiger körpereigener Enzyme (genauer: Oxidasen). Sie gehören also zum Stoffwechsel eines gesunden Körpers dazu.

---

[10] Krüger, in: Deutsche Zeitschrift für Sportmedizin, 2017.
[11] Pérez-Hernández, in: Front Endocrinol, 2014.

ROS können allerdings auch durch unterschiedlichste endogene und exogene Faktoren entstehen und so ein gesundes Maß übersteigen. Hierzu zählen u.a. Entzündungsreaktionen und die mitochondriale Energiegewinnung auf der einen und UV - Strahlung sowie Endotoxine (Umweltgifte) auf der anderen Seite[12].

Man könnte sagen:

»Die Dosis macht das Gift«.

Potenziell gefährlich für den Organismus werden diese so generierten freien Radikale oder radikalischen Verbindungen durch ihre hohe chemische Reaktionsfähigkeit.

Einfach ausgedrückt, können Radikale mit nahezu allen Strukturen im menschlichen Körper reagieren und so neue chemische Verbindungen entstehen lassen. Diese Strukturen (z. B. Enzyme) funktionieren dann allerdings nicht mehr auf die Art und Weise oder in der Effektivität, wie sie es eigentlich sollten. So können die Oxidationsprozesse zu Veränderungen des Erbgutes führen oder Sie sogar schneller altern lassen[13].

An dieser Stelle erkennen Sie die Verbindung zur Darmkrebsentstehung. Denn wir hatten bereits gesehen, dass die häufigste Darmkrebsform durch Spontanmutationen entstehen und Spontanmutationen werden durch ein hohes Maß an oxidativen Stress gefördert.

Die Beteiligung am Alterungsprozess ergibt sich mitunter aus der besonderen Empfindlichkeit der mitochrondrialen DNA - Mitochondrien sind die »Kraftwerke der Zelle« - gegenüber freien Radikalen. Durch ihre Schädigung wird weniger Adenosintriphosphat (ATP) in den Mitochondrien erzeugt und es werden vermehrt freie Radikale freigesetzt. Dieser sich selbst verstärkende Prozess führt letztlich zur Alterung von Gewebe und Organen.

An dieser Stelle ein kurzer Schwenk zu den Rauchern:

Wer nun aufgepasst hat, kann 1 und 1 zusammenzählen. Das Rauchen ist eines der »Umweltgifte« von denen ich weiter oben sprach. (Die Tatsache, dass man sich dieses Gift bewusst und konzentriert zuleitet, ändern nichts an dem Fakt, dass der Zigarettenrauch als solches zu qualifizieren wäre.)

Der toxische Rauch der Zigaretten setzt den Körper – auch über eine chronische Entzündung der Lunge – erhöhtem und dauerhaftem oxidativen Stress aus. Eben deswegen sehen die Raucher unter uns auch immer so schnell so alt aus. Sie beschleunigen ihren natürlichen Alterungsprozess durch die Erhöhung der freien Radikale, die sie ihrem Körper zuführen.

---

[12] Popa-Wagner, in: Oxid Med Cell Longev, 2013.

[13] Kleine-Gunk, in: Anti-Aging - moderne medizinische Konzepte, 2003.

Es handelt sich bei diesen beiden Überlegungen keineswegs um bloße Thesen. Eine durch oxidativen Stress geprägte Stoffwechsellage wird in der Forschung schon lange mit der Entstehung und Entwicklung der Herzkreislauf- und Tumorerkrankungen in Verbindung gebracht. Oxidativer Stress ist in diesem Kontext an den ersten Schritten der Mutagenese, Karzinogenese und Zellalterung insbesondere der Mitochondrien beteiligt[14].

Dem oxidativen Stress steht die antioxidative Kapazität als Schutzsystem gegenüber. Vorgehaltene Antioxidantien unterbrechen die radikalischen Kettenreaktionen. Als Elektronendonatoren können u. a. Spurenelemente wie Zink, Selen, Eisen und Aminosäuren bzw. Proteine mit Thiolgruppen, wie z.B. Glutathion, fungieren. Eine Unterteilung zwischen intrazellulärer und extrazellulärer ist möglich.

Während die intrazelluläre Abwehr zumeist enzymatisch gesteuert ist, wird die extrazelluläre antioxidative Kapazität durch über die Nahrung zugeführte Verbindungen aufrechterhalten.

Oxidativer Stress liegt somit vor, sobald die antioxidative Kapazität des Gewebes oder des Organismus erschöpft ist[15]. Denn dann ist das »Puffersystem« überlastet und die nicht mehr abgefangenen freien Radikale können ihren Schaden anrichten.

Wer jetzt an die Werbeversprechen der Nahrungsmittelergänzungsindustrie denkt und einmal mehr den vermeidlich einfacheren Weg gehen will, dem sei Folgendes gesagt:

Die äußere Zufuhr von Antioxidantien - z. B. durch Beeren oder Nahrungsergänzungsmittel - kann in gewissen Grenzen helfen den oxidativen Stress zu regulieren. Allerdings sind gesundheitsfördernde Effekte der reinen Supplementation von Antioxidantien bisher nicht nachgewiesen worden. Damit funktioniert dieser Ansatz im Labor, aber nicht im menschlichen Körper.

Es gibt zudem keinen Hinweis dafür, dass die Einnahme von Nahrungsergänzungsmitteln (Vitaminen und Spurenelementen) einen positiven Einfluss auf die Entstehung oder Rückfallwahrscheinlichkeit bei Darmkrebs hat[16]. Vitamine und Spurenelemente sollten daher nur bei nachgewiesenem Mangel substituiert werden.

Dazu möchte ich im Vorgriff auf das Kapitel zur medizinischen Therapie von Darmkrebs noch eine Warnung aussprechen:

Von der Einnahme von Nahrungsergänzungsmitteln ohne ärztliche Rücksprache während einer Chemotherapie - insbesondere sog.

---

[14] Birben, in: The World Allergy Organization Journal, 2012.
[15] Gaman, in: Oxid Med Cell Longev, 2014.
[16] Ng, in: J. Clin. Oncol., 2010.

»Radikalfänger« - rate ich strengstens ab. Denn viele Krebsmedikamente entfalten ihre Wirkung über oxidativen Stress. Dieser ist zwar unter anderem mit Nebenwirkungen verbunden, jedoch ergibt sich hieraus erst die tumorschädigende Wirkung. Versprechen von »Heilpraktiker-Scharlatanen« in Bezug auf die Reduzierung von Nebenwirkungen der Chemotherapie können durch die Einnahme solcher Produkte zwar vordergründig erfüllt werden, jedoch liegt dies darin begründet, dass die Therapie schlimmstenfalls wirkungslos wird – also Finger weg!

Lesen Sie lieber ausführlich das Kapitel »KRITIK AN DER MEDIZINISCHEN THERAPIE« sofern Sie Bedenken bzgl. Nutzen und Nebenwirkungen der Chemotherapie haben.

Exkurs: Sedentary lifestyle

Der Hauptrisikofaktor für die Entstehung von Darmkrebs ist damit einmal mehr der sog. »*sedentary lifestyle*«, welchen ich bereits in meinem Buch »*Radikal Gesund | Episode 1 Das metabolische Syndrom*« ausführlich beschrieben habe. An dieser Stelle sei daher nur kurz auf das Wichtigste in Bezug auf Darmkrebs hingewiesen:

Es handelt sich beim »*sedentary lifestyle*« um einen Lebensstil, der von einem geringen Energieumsatz in Folge eines geringen Ausmaßes an körperlicher Aktivität geprägt ist.

Im Prinzip ist dies der typische *westliche Lebensstil* in den Industrienationen. Wir sitzen und essen zu viel. Dabei sind wir gleichzeitig stets bemüht Aufwandsminimierung in Bezug auf körperliche Anstrengung durch zumeist technische Hilfsmittel zu betreiben – Stichworte: Auto, Fahrstuhl, etc.

Der »*sedentary lifestyle*« ist kein artgerechter Lebensstil für den Menschen. Denn wir sind als Jäger- und Sammler eigentlich »Bewegungstiere«.

Kern des daraus resultierenden Problems:

Aufgrund des Ungleichgewichts in der Energiebilanz kommt es regelmäßig zur steten Gewichtszunahme bzw. Umwandlung von muskulärer Strukturmasse in Fettmasse. Hierdurch werden die zuvor beschriebenen niedrigschwelligen aber dafür permanenten Entzündungsreaktionen im Körper hervorgerufen, die den Ausbruch der typischen chronischen Volkskrankheiten wie Diabetes, Bluthochdruck, Hypercholesterinämie, Adipositas und Krebs begünstigen.

Ich bewege mich genug, denken Sie?

Das tun jedenfalls die Meisten und irren!

Die Empfehlung der Weltgesundheitsorganisation (WHO) für regelmäßige körperliche Aktivität für die gesunde Bevölkerung liegt bei 150 min/Woche bei moderater Intensität, um allgemein gesundheitsfördernde Effekte zu generieren. Ergänzend werden zwei Einheiten Krafttraining pro Woche empfohlen[17].

Persönlich spreche ich lieber bewusst von Mindestempfehlungen. Denn der gesundheitliche Nutzen korreliert mit der umgesetzten Energie in sog. metabolischen Äquivalenten (MET)[18]. Dabei handelt es sich um ein Maß für den aktivitätsbedingten Energieverbrauch.

Diese Korrelation zwischen diesem Energieverbrauch und den gesundheitlichen Effekten sagt so viel aus wie:

»viel hilft viel«

und

»je mehr, desto besser«.

Unterschreiten wir diese Empfehlungen leiden wir objektiv unter Bewegungsmangel. Dass dies einen direkten Einfluss auf das Darmkrebsrisiko hat, haben wir bereits gesehen. Aber da ist mehr:

Der Bewegungsmangel führt zu einem erhöhten Schwächegefühl sowie zu muskulären und kardiopulmonalen (Herz-Lungen-System) Einbußen. Die reduzierte Aktivität führt weiterhin ganz allgemein zu Einbußen der körperlichen Leistungsfähigkeit[19]. Die Gefahr eines sich selbst verstärkenden Prozesses (Teufelskreis) ist durch den Muskelabbau in Folge der Inaktivität dann permanent gegeben. Der schleichende Verlust von Muskulatur und der damit verbundene Kraftverlust gehen mit einer reduzierten Motivation und einer abermals reduzierten körperlichen Aktivität einher[20].

Genau dieses Bild hat die DKV-Studie ebenfalls jüngst gezeichnet. Fast 11% der Deutschen fühlen sich grundsätzlich erschöpft und regelmäßig nicht mehr erholt. Das wundert mich nicht, denn ca. 80% der Bevölkerung erreichen die Bewegungsvorgaben der WHO nicht. Damit befinden sie sich bereits in der skizzierten Abwärtsspirale.

Vielleicht sollten wir am Ende des Tages bei diesen Umfragen gar nicht immer reflexartig über Arbeitsbelastungen und Stress nachdenken. Vielleicht zahlen wir einfach den Tribut für unsere Bequemlichkeit?

Doch damit nicht genug.

Am Ende dieser Kette steht eine deutlich erhöhte allgemeine Krankheitswahrscheinlichkeit und Sterblichkeit[21].

---

[17] Hutterer, in: Deutsche Zeitschrift für Sportmedizin, 2018.
[18] Wen, in: Lancet, 2011.
[19] Carver, in: Society of Clinical Oncology, 2007.
[20] Deutsche Krebshilfe, in: Die blauen Ratgeber, 2007.
[21] WHO, in: WHO, 2009.

Der Teufelskreis aus Leistungsverlust und Muskelabbau verstärkt sich durch die ohnehin eintretende Sarkopenie (Muskelschwund) im Alter nochmals dramatisch. Denn das Ausmaß der sich abbauenden Muskelmasse/-funktion führt zu Gebrechlichkeit bzw. erschwerten Alltagsbewältigung[22].

Muskelschwund ist jedoch kein ausschließliches Problem des hohen Alters. Bereits ab dem 27. Lebensjahr büßt der Organismus ohne entsprechendes (Kraft-) Training ca. 1% seiner Muskelmasse pro Jahr ein[23].

Und jetzt kommt der Knackpunkt!

Da die Muskulatur für einen großen Teil des energetischen Umsatzes - auch in Ruhe; sog. Ruheenergieumsatz - zuständig ist, wird klar, warum das metabolische Gleichgewicht selbst bei konstant bleibender Nahrungsaufnahme kippt und wir immer weiter zunehmen.

Dieses bisher unerklärliche Phänomen kennen wohl Viele:

»Ich bewege mich doch genauso viel wie früher! Und mehr essen tue ich auch nicht! Ich weiß nicht warum ich auf einmal zunehme.«

Die Erklärung liegt nun auf der Hand:

Es ergibt sich ein Ungleichgewicht zwischen der Energieaufnahme und dem tatsächlichen Energieverbrauch, da der Grundumsatz permanent sinkt. Da kann man auf der Energieaufnahmeseite durch eine ausgewogene Ernährung noch so bemüht sein.

Wenn eine bestimmte Nahrungsmenge in den jungen Jahren ausreichend war, so dass das Gewicht konstant gehalten werden konnte, wird eben diese Menge einige Jahre später mit großer Wahrscheinlichkeit »zu viel« sein und zur Gewichtszunahme führen. Denn die abgebaute und nun fehlende Muskelmasse verbrennt keine Energie mehr.

Es baut sich somit – gesetzt dem Fall Sie bewegen sich genug und essen wirklich nicht mehr – trotzdem eine positive Energiebilanz auf (Überdeckung des Energiebedarfs), welches über die Jahre immer größer wird.

Das Ergebnis kann deutlicher kaum sein:

Falls Sie keine körperliche Schwerstarbeit leisten, ist Ihr Körper ab 27 Jahren auf Krafttraining angewiesen, um Ihre Muskulatur längst möglich zu erhalten. Dabei geht es neben dem Krafterhalt, den es zur Alltagsbewältigung braucht, aus metabolischer Sicht schlicht um den Erhalt des Muskels als Energieverbraucher.

---

[22] Wackerhage, in: Deutsche Zeitschrift für Sportmedizin, 2017.

[23] Moosburger, in: Funktionales Krafttraining, 2010.

Eine Studie an 65-Jähringen hat bereits zeigen können, dass man bereits mit drei Monaten Krafttraining die Kraft zurückgewinnen kann, die innerhalb von zwölf Jahren verloren gegangen ist[24]. Es ist also nie zu spät anzufangen.

Nochmals:

Die Uhren lassen sich nicht zurückdrehen. Vermutlich sehen Sie sich bereits mit der Erkrankung Darmkrebs konfrontiert. Dieses Wissen hilft Ihnen jedoch zu verstehen, wie Sie künftig einen Rückfall bestmöglich vermeiden können. Auch haben Sie vermutlich Familie. Deren Leben beeinflussen Sie mit einer Anpassung des Lebensstils an das Notwendige ohne es verhindern zu können.

Kann das Schaden?

Innere Risikofaktoren

Während die bisher betrachteten äußeren Risikofaktoren von Darmkrebs relativ gut beeinflussbar sind, stellt sich die Situation bei den inneren Risikofaktoren anders dar. Hier können weder Lifestylemodifikationen noch eine hohe Motivation weiterhelfen.

Alter

Eine Häufung der Krankheitsfälle im Vergleich zum Bevölkerungsdurchschnitt tritt für das kolorektale Karzinom in höheren Altersgruppen auf. Lediglich etwa 7 % der Patienten sind vor der Diagnose jünger als 50 Jahre. Männer und Frauen besitzen jeweils das höchste 10-Jahres Erkrankungsrisiko mit 75 Jahren (3,4% bzw. 2,4%). Für Darmkrebs steigt die Wahrscheinlichkeit einer Ersterkrankung mit fortschreitendem Alter somit stetig an[25].

Die Abhängigkeit des Darmkrebserkrankungsrisikos vom Alter überrascht nicht. Dies entspricht der gängigen Beschreibung von Krebs als »Alterserkrankung«. Vielmehr wird deutlich, dass sich in diesem Punkt kein zugängliches Stellrad befindet, wie die Erkrankung präventiv vermieden werden kann. Denn einen wirklichen Jungbrunnen hat noch niemand entdeckt.

Wir haben bereits über die Spontanmutationen als krebsverursachenden Faktor und die körpereigenen Reparatursysteme angesprochen. Eben diese Fähigkeit des Körpers Schäden der DNA zu beheben, lässt im Alter nach. Damit ist auch mechanistisch plausibel, was wir hier beobachten.

---

[24] Frontera, in: Science&Sports, 2016.

[25] Zentrum für Krebsregistrierdaten, in: Krebs in Deutschland (Darmkrebs), 2017.

Adenome

Adenome und andere Darmpolypen können ebenfalls zu den inneren Risikofaktoren gezählt werden. Denn sie können in ihrer Eigenschaft als Entartungen (Dysplasien) als mögliche Frühformen des Darmkarzinoms angesehen werden, obwohl es sich zunächst um »gutartige« Tumore handelt.

Die Größe und Form bestimmen die weitere Entartungswahrscheinlichkeit in der sog. Adenom-Karzinom-Sequenz der Darmpolypen. In diesem mehrstufigen Prozess genetischer Veränderungen erfolgt die Mutation verschiedener Tumorsuppressorgene, die eine bösartige Zellveränderung zunächst verhindern konnten. Sobald diese Supressorgene mutieren und damit funktionsunfähig geworden sind, kommt es zur malignen Entartung der Zellen und somit zum unkontrollierten Tumorwachstum[26].

Die Risikoerhöhung, welche von Darmpolypen in Bezug auf Darmkrebs ausgeht, ist somit leicht zu verstehen. Zwar wird nicht jeder Darmpolyp ein Kolonkarzinom, aber (fast) jedes Kolonkarzinom war mal ein Darmpolyp.

Wie bereits erwähnt, stellt die Koloskopie hier die wesentliche Therapie- und Screeningoption dar. Sie dient der Erkennung der Adenome und ihrer Entfernung i. V. m. der notwendigen Biopsie, um ihre Bösartigkeit ausschließen zu können.

Grunderkrankungen

Als weitere Einflussgröße des Risikos der Darmkrebsentstehung werden in der Literatur ganz allgemein verschiedene Grunderkrankungen genannt. Hierbei sind in der Vergangenheit insbesondere chronisch-entzündliche Erkrankungsbilder als Risikofaktoren identifiziert worden. Überraschend ist das nicht, da wir bereits wissen, dass Entzündungen die Tumorentstehung aktiv fördern.

In der Gruppe der Grunderkrankungen in Bezug auf das Darmkrebsrisiko besonders gefährlich sind die chronisch-entzündlichen Darmerkrankungen, von denen Colitis ulcerosa und Morbus Crohn die bekanntesten Vertreter sind. Beide Erkrankungsformen fördern entzündliche Vorgänge lokal im Darm.

Auch hier vermag der Zusammenhang grundsätzlich nicht zu überraschen, jedoch steigt das Risiko bei Vorliegen einer solchen Darmerkrankung fast dramatisch an. Denn das relative Risiko für die Erkrankungsentstehung ist bei Patienten mit chronisch entzündlichen Darmerkrankungen auf das 4-20 fache gegenüber der Normalbevölkerung erhöht[27].

---

[26] Becker, in Chirurgische Onkologie, 2001.

[27] Haggar, in: Clin. Colon Rectal Surg. 2009.

Im Vergleich zu den chronischen Darmerkrankungen von untergeordneter Bedeutung sind entzündungsfördernde Grunderkrankungen wie etwa Diabetes mellitus Typ 2. Dennoch ist auch hier ein Risikoanstieg zu verzeichnen.

Dies ist insofern relevant, als dass Typ 2 Diabetes durch die entsprechenden Lifestylemodifikationen insbesondere durch nachhaltigen Ausgleich der Energiebilanz heilbar und damit beeinflussbar ist. Sie können das Darmkrebsrisiko somit mittelbar wieder absenken.

Was Sie genau tun können, habe ich in meinem Buch »*Radikal Gesund | Episode 1 Das metabolische Syndrom*« ausgiebig dargelegt.

Für Colitis ulcerosa und Morbus Crohn hingegen steht eine Heilung durch die Umstellung der Lebensführung leider nicht in Aussicht. Jedoch lassen sich auch hier die Krankheitsaktivität, damit die Symptome und letztlich die Ausprägung des Entzündungslevels reduzieren. Dies wäre in der erforderlichen Ausführlichkeit jedoch ein Thema für ein eigenes Buch. Es genügt die Vorstellung davon, dass eine gut eingestellte Therapie in diesem Bereich einen positiven Einfluss auf das Darmkrebsrisiko haben sollte.

Genetische Faktoren

Bereits besprochen hatten wir den großen Einfluss des Lebensstils auf das Darmkrebsrisiko. Der zweite große Block daneben ist die genetische Veranlagung.

Berühmtheit erlangt, hat das Thema spätestens durch die Möglichkeit Erbgutanalysen bereits vor einer Erkrankung durchführen zu lassen, um das eigene Risiko besser abschätzen und ggf. »präventive Operationen« vornehmen zu lassen. In Deutschland ist die Durchführung eines solchen Tests bisher nicht ohne die Einbindung eines Arztes möglich. Bedenkt man die sich aus einem möglichen Ergebnis ergebenen seelischen Belastungen und abzuleitenden Konsequenzen (z. B. Brustentfernung bei erhöhtem Brustkrebsrisiko), so wird die konservativ anmutende Regelung nachvollziehbar.

Solche Gentests sind auch zur Ermittlung des Darmkrebserkrankungsrisikos möglich, da sich ca. 5-8% der Kolonkarzinome auf bekannte genetische Veränderungen zurückführen lassen. Dabei handelt es nicht um die spontanen Mutationen, sondern um erbliche Formen des kolorektalen Karzinoms (sog. hereditäre Formen).

Es sollte um Missverständnissen vorzubeugen noch genauer zwischen einer familiären Häufung - deren genetische Ursachen nicht genauer geklärt werden können - und dem erblichen Darmkrebs unterschieden werden. Bei der ersten Gruppe können ein oder mehrere Fälle von Darmkrebs im ersten Verwandtschaftsgrad statistisch gesehen zu einem erhöhten Erkrankungsrisiko führen[28]. Gentests können hier jedoch nicht für Klarheit sorgen. Denn bei einem Teil der erblich bedingten Darmkrebserkrankungen ist die genetische Ursache noch nicht oder nur unzureichend erforscht.

Da sich ein solches familiäre Darmkrebsrisiko nicht durch Gentests abklären lässt, wird die Wahrscheinlichkeit in der Praxis anhand der Familiengeschichte und der speziell vorkommenden Krebserkrankungen (sog. »Tumorspektrum«) abgeschätzt.

Im Gegensatz dazu können prädiktive also vorhersagende Gentests bei bereits erforschten Genveränderungen eine große Hilfe sein. Sie bieten sich insbesondere dann an, wenn eine vererbbare Darmkrebsform bei einem Familienmitglied bereits festgestellt wurde. Dies wird umso wichtiger je näher der Verwandtschaftsgrad ist. Beispielsweise liegt die Wahrscheinlichkeit der Vererbung eines solchen genetischen Risikos von einem Elternteil auf das Kind bei 50%[29].

Mit einer Nachweishäufgikeit von bis zu 6% der Fälle stellt das hereditäre nicht-Polyposis-assoziierte kolorektale Karzinom (HNPCC, auch Lynch-Syndrom) die bekannteste nachweisbar vererbbare Form des Darmkrebses dar[30]. Umgekehrt erkranken bis zu 70% der HNPCC-Patienten in ihren Leben an Darmkrebs. Auffällig dabei und im Vergleich zum spontanen KRK untypisch ist die zumeist frühe Krankheitsentwicklung um das 45. Lebensjahr.

Begründet liegt der oftmals frühe Krankheitsausbruch beim Lynch-Syndrom in einer autosomal-dominant vererbten Erkrankung, die zu einer defekten Mismatch-Reperatur der DNA und somit in der Folge zur Entartung der Zellen führt[31]. Dies bedeutet, dass aufgrund der vererbten Mutation ein körpereigener Abwehrmechanismus gegen die Entartung von Zellen außer Kraft gesetzt wird. Solche Reparaturmechanismen büßen ohne einen solchen Gendefekt erst im Alter an Effektivität ein. Sind sie wie hier bereits »von Haus aus« beschädigt, steigt die Krebswahrscheinlichkeit bereits in jungen Jahren an. Wie auch bei der Spontanmutation ist somit der Defekt von Tumorsupressorgenen somit der Ausgangspunkt der Krankheitsentstehung. Der Unterschied liegt jedoch in der Geschwindigkeit der Entartung der Darmpolypen.

---

[28] Boardman, in: Clin. Gastroenterol. Hepatol., 2007.

[29] Krebsinformationsdienst (KID) in: Darmkrebs: Risikofaktoren und Vorbeugung, 2018.

[30] Haggar, in: Clin. Colon Rectal Surg. 2009.

[31] Steinke, in: Dtsch. Arztebl., 2013.

Mit < 1% der Darmkrebsfälle stellt die familiäre adenomatöse Polyposis (FAP) eine seltenere Vorform des Darmkrebses dar (sog. Präkanzerose). Sie ist durch die Überwucherung des Dickdarms mit Polypen in jungen Jahren charakterisiert.

Der Grund für die Vielzahl an Darmpolypen (Polyposis) ist eine autosomal-dominant vererbte Mutation des sog. APC-Tumorsuppressorgens, welche zur Störung des regulären Zellzyklus führt. Abermals wird die ungewöhnlich frühe Krankheitsentstehung somit durch einen Defekt der körpereigenen DNA-Reparatursysteme begründet.

Diese genetischbedingte Grunderkrankung verläuft meist beschwerdefrei, da die Polypen zunächst keine Einschränkungen verursachen. FAP steigert allerdings das KRK - Risiko um auf bis zu 100%[32]! Bedenken wir, dass dem Darmkrebs grundsätzlich ein Darmpolyp vorangeht, ist bei einem Vielfachen an Darmpolypen folgerichtig mit einem vielfach erhöhten Darmkrebsrisiko zu rechnen.

Ohne adäquate Vorsorgemaßnahmen würde im Ergebnis jeder Patient (FAP) irgendwann in seinem Leben an Darmkrebs erkranken. Umso wichtiger wird in diesen Fällen die Darmkrebsvorsorge!

Zentrales Element der Vorsorge ist die jährliche Darmspiegelung. Bei einigen Polyposisformen wie der klassischen FAP werden jährliche Koloskopien bereits ab dem 10. bis 12. Lebensjahr, bei HNPCC ab dem 25. Lebensjahr empfohlen[33].

---

[32] Aretz, S., in: Dtsch. Arztebl., 2010.

[33] Rau T, in: Pathologe, 2017.

«Radikale Reduktion der Komplexität»

1. Das Darmkrebsrisiko wird durch exogene und endogene Faktoren beeinflusst. Insbesondere die exogenen Faktoren sind präventiv wirkenden Lifestylemodifikationen zugänglich.
   a. Bewegungsmangel als Teil des »sedentary lifestyles« ist bereits bei der Entstehung von Darmkrebs ein auslösender Faktor. Bewegen Sie sich so viel es Ihr Alltag zulässt, um Darmkrebs vorzubeugen.
   b. Ernähren Sie sich ausgewogen!
   c. Vermeiden Sie Tabak- und Alkoholkonsum!
2. Vermeiden Sie Übergewicht, insbesondere einen zu hohen (Bauch-)Fettanteil.
3. Chronische entzündliche Erkrankungen erhöhen das Darmkrebsrisiko. Dies gilt insbesondere für chronisch-entzündliche Darmerkrankungen. Versuchen Sie die Entzündungen in Ihrem Körper daher möglichst gering zu halten.
4. Darmkrebs ist statistisch gesehen eine Alterserkrankung. Frühe Erkrankungen können auf erblich bedingte Faktoren hindeuten.
5. Sollte eine familiäre Häufig von Darmkrebs auftreten, sprechen Sie mit Ihrem Arzt darüber, ob ein genetischer Test sinnvoll sein könnte.
6. Sollten Sie ein genetisches Risiko haben, nehmen Sie die Vorsorgemaßnahmen ernst.

Behandlung des kolorektalen Karzinoms

Da wir nun wissen, wie Darmkrebs entsteht und welche (beeinflussbaren) Risikofaktoren existieren, können wir uns der (Standard-)Therapie des kolorektalen Karzinoms widmen.

Wenn ich in diesem Buch von Standard spreche, meine ich damit den medizinischen Standard. Dabei handelt es sich um die in der Versorgungsbreite eingesetzte Therapie durch Fachärzte.

Ich erkläre dies an dieser Stelle aus zwei Gründen:

- Mit größer Wahrscheinlichkeit werden Sie eine eben solche Therapie von Ihrem Arzt vorgeschlagen bekommen oder erhalten sie bereits.
- In unserem Rechtssystem – insbesondere in Klageprozessen zu möglichen Behandlungsfehlern - wird dem Standard eine übergeordnete Bedeutung beigemessen. Jegliche Abweichung mit negativem Ergebnis für den Patienten deutet auf einen Behandlungsfehler hin.
  Im Umkehrschluss setzt der Standard den behandelnden Arzt unter Druck sich aus haftungsrechtlichen Gründen eben an diesen Standard zu halten.

Was wir in der Folge hingegen nicht betrachten, sind klassische »alternative Heilmethoden«. Denn ihr Nutzen ist in der Regel nicht bewiesen. Dies gilt auch für die Behandlung von Darmkrebs. Ein therapeutischer Nutzen der Homöopathie beim kolorektalen Karzinom ist weder als alleinige noch als ergänzende (sog. supportive) Therapie nachgewiesen[34],[35]. Aus wissenschaftlicher Sicht handelt es sich damit um reine Geldverschwendung.

Wir wollen uns vielmehr auf die belegbaren Fakten der Medizin konzentrieren, was nicht heißt, dass man die Schulmedizin nicht kritisieren kann. Dazu kommen wir im Kapital »KRITIK AN DER MEDIZINISCHEN THERAPIE«.

---

[34] Howell, in: Support Care Cancer, 2008.

[35] Kassab, in: Cochrane Database Syst Rev, 2009.

Resektion

Alles beginnt mit der Operation. Denn bei kurativer Zielsetzung (vollständige Heilung) der Behandlung des kolorektalen Karzinoms stellt die chirurgische Entfernung (Resektion) des Primärtumors nach wie vor die wichtigste und erste therapeutische Maßnahme dar.

Das Ausmaß der Entfernung des befallenen Darmabschnitts wird durch die Ausdehnung und die Einwanderung (Infiltration) des Tumors ins umliegende Gewebe bestimmt. Dies lässt sich teilweise bereits während der Koloskopie erahnen, wird allerdings zumeist erst während der Operation durch den Chirurgen final erkannt. So kann sich die Resektion von befallenen Nachbarorganen oder betroffenem Lymphgewebe während des Eingriffs als notwendig herausstellen. Eine vorübergehende oder selten auch andauernde Anlage eines künstlichen Darmausgangs (Stoma) kann als Ergebnis erforderlich werden.

Die bis während der Operation bestehende Unsicherheit bzgl. des notwendigen Ausmaßes des Eingriffs ist einer der Gründe für die seitenlangen Informationsbögen, die es für Sie vor der Operation zu lesen und unterschreiben gilt. Auch muss der Arzt entsprechend aufklären, damit die Einwilligung des Patienten rechtsgültig erfolgen kann.

Abhängig vom Alter des Patienten, Art, Ausdehnung und Lokalisation des Tumors sowie dem Tumorstadium unterscheiden sich in der Folge die weiterführenden Behandlungsschritte, z. B. die Frage, ob eine Chemotherapie angezeigt ist oder nicht.

Chemotherapie

Während eine Chemotherapie bei Darmkrebs Stadium I nicht angezeigt ist, liegt eine klare Indikationsstellung zur ergänzenden (adjuvanten) Chemotherapie für die UICC Stadien III und IV bei Abwesenheit definierter Kontraindikationen vor (vgl. Tabelle 2 - Kontraindikationen, die gegen eine Chemotherapie sprechen.). Das Alter spielt bei dieser grundlegenden Frage - Chemotherapie (ja/nein) - keine Rolle.

Bei Patienten mit Stadium II muss der behandelnde Arzt eine Abwägungsentscheidung treffen. Denn gemäß der aktuellen Leitlinie zum kolorektalen Karzinom ist eine Chemotherapie in diesen Fällen optional. Wirklich empfohlen wird sie allerdings lediglich bei Vorhandensein zusätzlicher Risikofaktoren (z. B. Klasse T4 Tumor, Tumorperforation/-einriss bei der Operation, Operation unter Notfallbedingungen, geringe Anzahl untersuchter Lymphknoten).

Als Ergebnis lässt sich Stadium II in IIa und IIb unterscheiden, wobei in Stadium IIb regelmäßig eine Chemotherapie angeraten wird.

Sollte Ihr Befund somit auf Stadium III oder IV lauten, sollten Sie sich zwingend mit dem Thema Chemotherapie auseinandersetzen. Ihr Arzt kommt praktisch gar nicht dran vorbei Ihnen diese Therapieoption vorzuschlagen. Die Informationen, die Sie für eine Entscheidung pro oder contra benötigen, erhalten Sie in den nachfolgenden Kapiteln.

Anders sieht die Ausgangssituation in Stadium II aus. Sollte Ihr Arzt Ihnen eine Chemotherapie ans Herz legen, sollten Sie nach den genauen Gründen fragen. Ergibt sich aus Ihren Befunden keiner der o. g. Risikofaktoren sollten Sie in diesem Gespräch die tatsächliche Notwendigkeit bzw. die Zielsetzung klären. Denn eine Leitlinie wird immer dann »schwammig« i. S. d. Abwägungsentscheidungen, wenn die Datenlage zum Nutzen eine gewisse Aussagekraft nicht erreicht.

Grundsätzlich sollte die Chemotherapie als Teil der Darmkrebsbehandlung baldmöglichst nach der Operation beginnen[36]. In der Versorgungsrealität sprechen wir von einer »Regenerationszeit« von 6-8 Wochen, in der die Wundheilung der Operation erfolgen soll, bevor die Chemo beginnt.

Die Durchführung der adjuvanten Chemotherapie erfolgt i. d. R. durch spezialisierte Onkologiezentren oder -praxen, da ihr Einsatz einschlägige Erfahrung und insbesondere die Kenntnis der entsprechenden Dosisreduktionsschemata fordert. Nur so können die Nebenwirkungen in Folge auftretender Toxizität in Grenzen gehalten werden (vgl. Kap. NEBENWIRKUNGEN DER CHEMOTHERAPIE).

Kontraindikation
Schlechter Allgemeinzustand
Unkontrollierte Infektionen
Leberzirrhose
Schwere koronare Herzkrankheit, Herzinsuffizienz
Niereninsuffizienz
Eingeschränkte Knochenmarkfunktion
Andere, die Lebenserwartung bestimmende Begleiterkrankungen
Unvermögen, an regelmäßigen Kontrolluntersuchungen teilzunehmen

Tabelle 2 - Kontraindikationen, die gegen eine Chemotherapie sprechen.

[36] S3-Leitlinie Kolorektales Karzinom, 2019, S. 62-63.

Die Empfehlungen zur Durchführung einer Chemotherapie basieren auf unzähligen Studienergebnissen, die in der entsprechenden Behandlungsleitlinie gebündelt und ausgewertet werden. Die Autoren dieser Leitlinie haben einen Vorteil für die Langzeitüberlebensrate bei Darmkrebspatienten für die Kombination aus Resektion des Primärtumors und anschließender Chemotherapie gegenüber der alleinigen Resektion gefunden. Wir gehen darauf im Kapital »KRITIK AN DER MEDIZINISCHEN THERAPIE« nochmals genauer ein, da man wissen sollte, wie man diese Zahlen lesen muss, um diese Empfehlungen einordnen zu können.

Wie sind die höheren Überlebensraten der Kombination von Operation und Chemotherapie im Vergleich zur alleinigen Operation zu erklären? Wenn die Operation gelungen ist, ist der Krebs doch besiegt, oder etwa nicht?

Sie sollten sich vor Augen führen, dass ein Tumor erst zum Tumor wird, wenn er eine gewisse Größendefinition erfüllt. Vorher sprechen wir von entarteten Zellen, die allenfalls unter dem Mikroskop erkennbar wären.

Entfernt der Operateur den Primärtumor und wir unterstellen eine perfekte Ausführung, so lässt sich der Verbleib von einzelnen entarteten Zellen in der Nähe des Primärtumors trotz perfekter Ausführung nicht ausschließen. Dieses Problem würde auch eine nur schwer vertretbare Ausweitung der Darmresektion »auf Verdacht« nicht mit Sicherheit lösen können.

Für den Fall, dass solch entartete Zellen im Körper verblieben, wäre der Kristallisationskeim für den nächsten Tumor gesetzt. Es wäre nur eine Frage der Zeit, bis die entarteten Zellen abermals eine Größe annähmen, die zu gesundheitlichen Einschränkungen und in der Folge zur Lebensgefahr würden. Das Vorliegen weitere Risikofaktoren - wie am Beispiel des Stadiums IIb beschrieben - vergrößert dieses grundsätzliche Problem allenfalls.

Die adjuvante Chemotherapie soll genau dieses Problem lösen. Sie wird - wenn man so will – prophylaktisch/sicherheitshalber verabreicht, da im Körper verbliebende Krebszellen auch bei noch so gewissenhafter Operation nicht ausgeschlossen werden können.

Dass eine solche »Verdachtstherapie« begründet sein kann, verdeutlichen die Ergebnisse auf denen die Empfehlungen der Leitlinien beruhen. Darmkrebspatienten, die eine solche Chemotherapie erhalten haben, überlebten statistisch gesehen öfter und länger.

Dass man dieses Vorgehen aber auch kritisieren kann, dazu kommen wir im weiteren Verlauf dieses Buches.

Chemotherapieprotokolle

Chemotherapie ist lediglich ein Überbegriff der inzwischen im allgemeinen Sprachgebrauch praktisch jegliche gegen Tumore gerichtete Arzneimitteltherapie meint. In der Praxis unterscheiden sich die Therapien jedoch in Bezug auf die eingesetzten Wirkstoffe und ihre Applikationszyklen gravierend. Dies hat Einfluss auf die Wirksamkeit und für Sie ebenso relevant: die Nebenwirkungen. Letzterem Themenkomplex widme ich im weiteren Verkauf aufgrund seiner Bedeutung ein eigenes Kapitel. Zunächst genügt uns ein grober Überblick über die Chemotherapieprotokolle bei der Behandlung von Darmkrebs, damit Sie wissen womit Sie es zu tun bekommen.

Die am häufigsten eingesetzten Wirkstoffkombinationen in der adjuvanten Chemotherapie mit kurativem Heilungsansatz für das kolorektale Karzinom lassen sich auf derer drei eingrenzen.

Den Standard der in der Regel drei bis sechsmonatigen Behandlung bildet der Wirkstoff 5-Fluoruracil (5-FU) in Kombination mit Folinsäure und Oxaliplatin (sog. FOLFOX-Protokoll). Man kann sich die Wirkweise dieser Stoffe so vorstellen, dass sie als »falsche Bausteine« in die DNA eingebaut werden (5-FU) oder Quervernetzungen innerhalb der DNA ausbilden (Oxaliplatin). Beides erschwert die für die Zellteilung erforderliche DNA-Replikation. Ohne eine solche Zellteilung kann ein Tumor nicht weiterwachsen.

Altersabhängig oder bedingt durch das Vorliegen von Kontraindikationen finden weiterhin das im Vergleich zu FOLFOX aggressivere XELOX-Protokoll (Capecitabin und Oxaliplatin) oder das zumeist besser verträgliche Regime »Capecitabin Mono« Anwendung[37]. Bei Capecitabin handelt es sich um ein sog. »Prodrug«, welches nach metabolischer Aktivierung im Körper zu 5-FU umgebaut wird.

Abhängig von der Wahl der geeigneten Therapie werden bestimmte Therapieprotokolle angewendet. Diese bilden den grundsätzlichen Rahmen der Chemotherapie und geben die Anzahl der Applikationen und Pausen (=Therapiezyklus) vor. Hinzu kommen patientenindividuelle Einflussfaktoren wie das Gewicht bzw. die Körperoberfläche, die die Dosierung der Wirkstoffe vorgibt.

Individuell auftretende Unverträglichkeiten während des zunächst gewählten Therapieprotokolls können in der Praxis zur Anpassung der Therapiedosen, -zyklen und -intervalle oder sogar zum Wechsel des ursprünglich gewählten Protokolls führen.

Gemeinsam ist diesen Therapieprotokollen die in der Regel ambulante Verabreichung, was den Patienten eine bestmögliche Teilhabe am sozialen Leben ermöglichen soll. Eine stationäre Aufnahme für einen Chemotherapiezyklus ist eher ungewöhnlich.

---

[37] S3-Leitlinie Kolorektales Karzinom, 2019, S. 64-65.

Die Chemotherapieprotokolle in der Palliativsituation sind auf Grund des abweichenden therapeutischen Ziels modifiziert. Neben Irinotecan finden hierbei monoklonale Antikörper wie Bevacizumab, Cetuximab oder Panitumumab mit einer primär lebensverlängernden Wirkung zusätzlich Anwendung[38].

Nachsorge

Nach der Diagnose und abgeschlossenen Therapie eines kolorektalen Karzinoms ist unabhängig vom Tumorstadium eine medizinische Betreuung sinnvoll. Denn selbst wenn die kurative Therapie zunächst erfolgreich gewesen zu sein scheint, so besteht für ca. 5 Jahre ein erhöhtes Risiko für ein lokales Rezidiv, Fernmetastasen oder einen Zweittumor[39].

Aufgrund dieser Beobachtungen leitet sich grundsätzlich die Begründung für eine Nachsorge bei Darmkrebspatienten ab. Denn ein Rezidiv sollte so früh wie möglich entdeckt werden.

Sie erinnern sich an den Zusammenhang zwischen Tumorstadium und Prognose? Eben dies gilt auch im Falle von Rezidiven.

Nachsorgemaßnahmen

Die ärztliche Anamnese und die körperliche Untersuchung bilden den Ausgangspunkt der Nachsorgemaßnahmen, obwohl sie wenig zur frühzeitigen Entdeckung eines Rezidivs beim kolorektalen Karzinom beitragen.

Ab Studium II ist die Bestimmung des sog. karzinoembryonalen Antigens (CEA) in einem Abstand von 6 Monate für mindestens 2 Jahre empfohlen. Es handelt sich bei CEA um ein Eiweiß genauer eine Eiweiß-Zucker-Verbindung (sog. Glykoprotein) auf der Zelloberfläche von Schleimhäuten. Der Körper eines gesunden Erwachsenen produziert nur geringe Mengen davon. Bei Darmkrebstumoren können im Blut jedoch erhöhte Spiegel gemessen werden.

In Bezug auf die frühzeitige Entdeckung von Lebermetastasen erwies sich die Messung des CEA besser geeignet als Koloskopie, Computertomografie und Sonografie (Ultraschall). Ein erhöhter CEA-Wert erfordert jedoch zwingend eine weitere diagnostische Abklärung. Er berechtigt nicht zum Beginn einer Folgebehandlung, da beispielsweise auch Raucher erhöhte Werte aufweisen – ein unspezifischer Faktor also.

---

[38] S3-Leitlinie Kolorektales Karzinom, 2019, S. 80-81.

[39] S3-Leitlinie Kolorektales Karzinom, 2019, S. 231.

Die Sonografie ist zur Erkennung von Lebermetastasen grundsätzlich geeignet. Wenngleich die Aussagegenauigkeit variiert, gilt sie als einfachstes und kostengünstigstes Verfahren im Rahmen der Nachsorge. Eher selten wird eine Computertomografie eingesetzt.

Die Koloskopie ist geeignet, Lokalrezidive oder Zweittumoren zu erkennen. Daher sollte sie nach 12 Monaten und anschließend bei unauffälligem Befund alle 5 Jahre erfolgen, um Rezidive oder Zweittumore frühzeitig zu erkennen. Damit geht die Nachsorge schließlich in eine Art »Rückfall-Vorsorge-Zyklus« über. Die regelmäßige Teilnahme lege ich Ihnen im Fall der Fälle ausdrücklich nahe.

Rehabilitation

Neben den Nachsorgezielen der Verbesserung der Heilungschancen und Lebensverlängerung bei eventuell auftretenden Rezidiven, dient die Rehabilitation der Wiederherstellung und Verbesserung der Lebensqualität. Denn nicht nur die Physis leidet unter der Darmkrebserkrankung und ihrer Therapie, sondern auch die Psyche. Körper und Geist müssen sich erholen; dabei sollen die Nachsorgemaßnahmen unterstützen.

Sinn und Zweck der Rehabilitation sind somit die möglichst weitgehende Beseitigung von tumor- oder therapiebedingten Folgenbeschwerden sowie die Hilfestellung bei der Akzeptanz verbleibender Einschränkungen. Das übergeordnete Ziel ist die Wiederherdstellung einer selbstbestimmten Teilhabe am beruflichen, privaten und sozialen Leben.

Eine psychosoziale Unterstützung und gegebenenfalls Betreuung ist wünschenswert bei Problemen der psychischen Verarbeitung der Erkrankung und ihrer Therapie sowie bei der beruflichen Wiedereingliederung. Kontakte mit Selbsthilfegruppen können gerade bei der psychischen Verarbeitung oder der Anpassung an eine veränderte Lebenssituation eine wesentliche Hilfe darstellen.

Der tatsächliche Rehabilitationsbedarf nach der Behandlung von Darmkrebspatienten ist jedoch äußerst heterogen und im Wesentlichen abhängig vom Ausmaß des operativen Eingriffs sowie seiner individuellen Folgen (Inkontinenz, sexuelle Funktionsstörungen, Stoma etc.).

Sobald die ersten Schritte getan sind, gilt es für Gesundheit und Lebensqualität förderliche Lifestyle-Aktivitäten weiter auszubauen. Zwar fehlt es an Studien, aus denen sich konkrete Empfehlungen für Darmkrebspatienten nach kurativer Behandlung ableiten ließen, jedoch dürften dieselben Grundprinzipien wie in der Primärprävention gelten – ausgewogene Ernährung, Gewichtsregulation, hohes Maß an körperlicher Aktivität.

«Radikale Reduktion der Komplexität»

1. Die Resektion des Primärtumors stellt den Grundstein der Standardtherapie von Darmkrebspatienten dar.
2. Eine Chemotherapie kommt ab Stadium II grundsätzlich in Frage; ab Stadium III ist sie die Regel.
3. Die Chemotherapie soll die Rückfallwahrscheinlichkeit senken, da bei einer Operation eventuell nicht alle entarteten Zellen gefunden und entfernt werden können.
4. Die adjuvante Chemotherapie dauert zwischen 3 und 6 Monaten.
5. In der Regel wird bei Darmkrebs ein FOLFOX- oder XELOX-Protokoll angewendet.
6. Nachsorgeuntersuchungen dienen insbesondere der Früherkennung möglicher Rückfälle (Rezidive).
7. Die Rehabilitation soll die Folgen von Erkrankung und Therapie möglichst beseitigen. Weiterhin stellt sie den Übergang zur Tertiärprävention dar, bei der Rückfälle mit Hilfe eines gesunden Lebensstils vermieden werden sollen.

NEBENWIRKUNGEN DER CHEMOTHERAPIE

Vorweg eine wichtige Anmerkung zu diesem Kapitel:

Die folgenden Nebenwirkungen klingen teils dramatisch; zweifelsohne sind sie es teilweise auch, jedenfalls immer dann, wenn die bereits zuvor angesprochenen Dosisreduktionen als Gegenmaßnahmen gegen individuelle Unverträglichkeiten nicht ergriffen werden. Fassen Sie dies daher bereits als dringenden Appell auf das Thema Nebenwirkungen nicht zu tabuisieren.

»Nur wer redet, dem kann geholfen werden!«

Ironischerweise handelt es sich dabei um ein Zitat von meinem Zahnarzt (!); was für ein Komiker. Jedoch sollte es im Falle einer Chemotherapie für Sie ein wesentlicher Leitsatz sein. Ihr Onkologe kann nur dann angemessen reagieren, wenn er weiß wie es Ihnen geht.

Bei aller Schwere der möglichen Nebenwirkungen ist zu berücksichtigen, dass für einen Therapieerfolg bei einer lebensbedrohlichen Erkrankung wie Darmkrebs unter Nutzen-Risiko-Aspekten durchaus auch das Durchleben schwerster Nebenwirkungen gerechtfertigt sein kann. Die folgende Auflistung ist daher zunächst wertfrei zu betrachten. Sie dient vielmehr der Vorbereitung auf das, was kommen kann. Mit möglichen Therapieoptionen und Hilfemöglichkeiten für die eigenen Abwägungsentscheidungen beschäftigen wir uns erst später.

Betrachten wir zunächst was Nebenwirkungen eigentlich sind. Generell sind mit diesem Begriff ganz allgemein »Wirkungen« neben der beabsichtigten Hauptwirkung gemeint, die trotz bestimmungsgemäßen Gebrauchs eines Arzneimittels auftreten können. Da dies bei Arzneimitteln zudem haftungsrelevant ist, finden wir seitenlange Auflistungen von möglichen Nebenwirkungen in den Beipackzetteln – eine Art Haftungsausschluss.

Die Gründe für Nebenwirkungen sind relativ leicht zu erklären, wenn man eine einfache Vorstellung bemüht:

Ein Arzneistoff hat i. d. R. eine Zielstruktur im Körper. Dort soll er einen physiologischen Prozess auslösen oder verhindern (Hauptwirkung). Da diese Zielstruktur i. d. R. nicht nur an einer bestimmten Stelle des Organismus existiert oder es sehr ähnliche Zielstrukturen geben kann, wird der Arzneistoff auch an anderer Stelle seine Wirkung entfalten (Nebenwirkung).

Schauen wir uns ein Beispiel an:

Gängige Asthmasprays beinhalten sog. β-Sympathomimetika. Diese Wirkstoffe bewirken eine Erweiterung der Bronchien durch die Stimulation sog. β-Rezeptoren; das Atmen fällt leichter.

Solche β-Rezeptoren finden sich jedoch auch am Herzmuskel. Insbesondere im Falle der Aufnahme zu hoher Dosen des Asthmasprays werden diese ebenfalls stimuliert.

Die Folge:

Herzrasen.

Denn ein und dieselbe Zielstruktur bewirkt am Herzmuskel einen ganz anderen Effekt als in der Lunge.

Solche unerwünschten Nebenwirkungen sind der absolute Regelfall, denn

»Wenn behauptet wird, dass eine Substanz keine Nebenwirkung zeigt, so besteht der dringende Verdacht, dass sie auch keine Hauptwirkung hat.«

Gustav Kuschinsky: deutscher Pharmakologe (1904–1992)

Ein lieber Gruß an alle Freunde der nebenwirkungsfreien aber angeblich so wirksamen Homöopathie, nicht wahr?

Warum ich Nebenwirkungen ein ganzes Kapitel gewidmet habe, liegt in der Tatsache begründet, dass ich Sie explizit für dieses Thema sensibilisieren möchte.

Im Rahmen Ihrer Chemotherapie ist die Erfassung der Nebenwirkungen ein wichtiges Steuerungsinstrument. Umgekehrt sollte Sie eine gefühlte »Nebenwirkungsfreiheit« ebenfalls stutzig machen. Denn es ist beispielsweise - aufgrund unterschiedlicher Stoffwechselaktivitäten von Mensch zu Mensch - möglich, dass benötigte Wirkkonzentrationen nicht erreicht oder deutlich überstiegen werden.

Eine Chemotherapie hat einfach ihre Nebenwirkungen. Treten diese jedoch in gravierendem Ausmaß auf, sind Gegenmaßnahmen zu treffen; bleiben sie gänzlich aus, so stimmt vermutlich ebenfalls etwas nicht.

Allgemeine Nebenwirkungen

Die klassischen chemotherapeutisch eingesetzten Arzneimittel wirken u. a. über die direkte Schädigung der DNA der Tumorzellen. Sie interagieren mit der DNA-Synthese oder hemmen die Zellteilung über die Beeinflussung des Zellzyklus. Soweit hatten wir das Thema bei der Betrachtung der Wirkstoffe der unterschiedlichen Chemotherapieprotokolle bei Darmkrebs bereits beleuchtet.

Über die Schädigung der DNA verhindert/verlangsamt die Chemotherapie die Zellvermehrung von Tumorzellen – so zumindest der Plan. Denn die Funktionalität der physiologischen Zellerneuerung und -vermehrung ist in allen lebenden Zellen in unterschiedlichem Ausmaß und Rhythmus essentiell. Die klassische Chemotherapie schädigt neben den entarteten Zellen somit auch die gesunden Körperzellen, da eine Selektivität der chemotherapeutischen Wirkstoffe nicht gegeben ist.

Bei der klassischen Chemotherapie könnte man im Ergebnis von einem Zellgift sprechen, welches grundsätzlich jede Zelle schädigt. Hierin liegen die umfangreichen Nebenwirkungen mechanistisch begründet.

An dieser Stelle müssten wir uns natürlich die Frage stellen, ob eine absichtliche »Vergiftung« der Patienten unseren Ansprüchen in der Medizin überhaupt gerecht werden kann. Jedoch taugt o. g. Vereinfachung lediglich dafür die Ursache der Nebenwirkungen zu verstehen. Denn die fehlende Selektivität der eingesetzten Wirkstoffe wird über das atypische Verhalten der meisten Tumorzellen in gewissen Grenzen ausgeglichen.

Die vermehrte Schädigung der Tumore im Vergleich zu gesunden Zellen durch chemotherapeutische Wirkstoffe begründet sich im Endeffekt über statistische Effekte.

In Krebszellen ist die Anzahl an Zellteilungszyklen pro Zeiteinheit im Vergleich zu normalen Zellen stark erhöht. Dies ist der Grund, warum Krebsgeschwüre so schnell zu wachsen im Stande sind; viele Teilungszyklen bedeuten schnelles Wachstum.

Wir haben bereits gesehen, dass die Chemotherapie über verschiedene Mechanismen in die Zellteilungszyklen von Zellen eingreift. Die hohe Teilungsfrequenz entarteter Zellen führt somit zu einer vermehrten Schädigung dieser Strukturen. Denn wenn ich die Teilung erschwere, leiden Zellen die sich oft teilen müssen mehr, als Zellen die sich selten teilen.

Verstärkt wird die Wirkung der Chemotherapie durch eine oft reduzierte Reparaturkapazität von Tumorzellen. Während gesunde Zellen DNA-Schäden teilweise reparieren können – auch künstlich hervorgerufene – gelingt dies den entarteten Zellen seltener. Sich

»normal« schnell teilende Körperzellen werden im Umkehrschluss viel seltener und weniger stark durch eine Chemotherapie beeinträchtigt.

Die dennoch auftretenden »Kollateralschäden« und unerwünschten Nebenwirkungen entwickeln sich folgerichtig vor allem in Geweben mit physiologisch ebenfalls hohen Proliferationsraten bzw. Teilungszyklen.

Sie kennen die typischen Folgen der Schädigung dieser Körperstrukturen aus Ihren täglichen Beobachtungen:

- Haarausfall
- Blutbildveränderungen
- Schleimhautentzündungen
- Nervenkribbeln

Um Ihnen ein Beispiel zu geben:

Während viele Körperzellen einen Lebenszyklus von ca. 7 Jahren haben, wird ein rotes Blutkörperchen alle 7 Tage ersetzt. Die Teilungsrate der Blutzellen ist damit um ein Vielfaches höher und der einer Tumorzelle viel ähnlicher. Entsprechend stark wird das Blutbild durch eine Chemotherapie beeinflusst.

Nachdem nun das «Warum«, also die Frage nach der Entstehung von Nebenwirkungen beantwortet ist, wollen wir uns die eigentlichen Nebenwirkungen genauer ansehen.

Allgemeine und akute Toxizitäten resultieren i. d. R. aus der Hemmung der Stammzellteilung. Gewebe und Strukturen, die sich physiologisch auf zellulärer Ebene erneuern, wie Knochenmark, Schleimhäute des Gastrointestinaltranktes und der Haut werden verstärkt geschädigt. Das Ergebnis sind die typischen »wunden Stellen« im Mund sowie Durchfälle.

Häufige akute therapiebedingte Probleme während oder nach der Applikation der zytotoxischen Substanzen sind Übelkeit/Erbrechen, Schmerz und Schwindel. Sie lassen sich oftmals durch die Gabe von Entiemetika und/oder Kortison abmildern oder sogar vermeiden.

Organspezifische Schädigungen entstehen durch die Verstoffwechselung (Metabolisierung) und Anreicherung der Arzneistoffe in den Ausscheidungsorganen oder Geweben mit stoffabhängigen Löslichkeitseigenschaften. Vor allem die Entgiftungsorgane Niere und Leber sind hiervon betroffen.

Spätfolgen der zytotoxischen Arzneimittel können Monate oder Jahre nach Abschluss der medizinischen Intervention auftreten. Sie sind eine Folge von andauernden Veränderungen des Immunsystems oder der dauerhaften Schädigung physiologischer Strukturen mit eingeschränkter Regenerationsfähigkeit. Problematisch hierbei ist, dass Spätfolgen in der Versorgungsrealität nur unzureichend und in den entscheidungsrelevanten medizinischen Studien überhaupt nicht erfasst werden können. Klar ist, dass eine klassische Chemotherapie selbst als »kanzerogen« (krebserregend) einzustufen ist. So kann sie selbst Krebs verursachen, der sich Jahre nach der Therapie manifestiert. Auch Herzprobleme sind die Regel[40]. Dies sollte bei einer Entscheidung für oder wider eine Chemotherapie immer bedacht werden. Wir werden diesen Aspekt am Beispiel wie das Alter eine entsprechende Entscheidung beeinflussen kann noch genauer betrachten.

Eine weitere Kategorisierungsmöglichkeit unerwünschter therapiebedingter Ereignisse bietet das Common Toxicity Criteria bzw. Common Toxicity Criteria of Adverse Events System (CTC bzw. CTCAE) des National Cancer Institute. Das System erweitert bzw. modifiziert die Nebenwirkungssystematik der WHO. Es unterscheidet zwischen Ort und Schweregrad der Schädigung. Neben Auswirkungen auf physiologischer und psychischer Ebene werden zudem wichtige soziale Auswirkungen erfasst.

Dieses Instrument ist von hoher praktischer Bedeutung. Sie als Patient haben es entweder bereits benutzt oder werden es benutzen. Ich spreche von den auszufüllenden Fragebögen, die i. d. R. während der Chemotherapieinfusionen auszufüllen sind. Die Fragen sind an das CTCAE-System angelehnt. Jeder Nebenwirkung wird dabei ein Schweregrad zugeordnet, der dem Behandelnden die Notwendigkeit einer Therapieanpassung aufzeigen soll. »Grade 1« steht in diesen Fragebögen für die geringste Ausprägung und »Grade 5« für eine tödlich verlaufende unerwünschte Wirkung.

Neben der Umsetzung konkreter Handlungsempfehlungen für den Arzt, wie dem Einsatz von Transfusionen und Begleitmedikation, kann hohen Ausprägungen unerwünschter Wirkungen mittels Dosisanpassung, Unterbrechung der Therapiezyklen, Wechsel des Behandlungsregimes oder einem Therapieabbruch begegnet werden[41]. Letztgenannte Maßnahme ist naturgemäß als Ultima Ratio anzusehen und wird allen anderen Anpassungsmöglichkeiten nachstehen.

Im Kontext der dosislimitierenden Eigenschaften von Nebenwirkungen und ihrem Einfluss auf die Therapietreue sowie Therapieabbruchquoten der Patienten dient die Erfassung der Nebenwirkungen unmittelbar der Patientensicherheit sowie dem Therapieerfolg. Ich kann daher nur dringendst zu einer sorgsamen und ehrlichen Beantwortung der entsprechenden Fragebögen - nach oder während der Infusionen - raten. Denn wie Sie sehen, handelt es sich – neben den für den Arzt messbaren Blutparametern – um das

[40] Deutsche Krebsgesellschaft, in: Onko-Internetportal, 2019.
[41] Institute National Cancer, 2010.

wichtigste Steuerungsinstrument für eine erfolgreiche und halbwegs verträgliche die Chemotherapie.

Spezielle Nebenwirkungsprofile

Für die standardmäßig bei Darmkrebs verwendeten FOLFOX und XELOX-Regime liegen spezifischere und damit genauere Informationen über die Nebenwirkungsprofile aufgrund der breiten Anwendung vor. Die Therapieregime ähneln sich zwar, aber Ausprägung und Häufigkeit der Nebenwirkungen können durchaus variieren.

Insgesamt bildet ein Symptomkomplex aus gastrointestinalen Nebenwirkungen sowie Schmerz und starke Erschöpfung (Fatigue), neben den hämatologischen Effekten, regimeübergreifend die größte Nebenwirkungsgruppe der adjuvanten Chemotherapie bei Darmkrebs.

Schauen wir uns nun die häufigsten Nebenwirkungen der einzelnen Therapieregime an mit denen zu rechnen ist:

FOLFOX

Die bei diesem Protokoll am häufigsten dokumentierten Nebenwirkungen (NCI - CTC ≥ 3) stellen die sog. Neutropenien und die sog. Thrombozytopenien als Vertreter der hämatologischen Nebenwirkungen dar. Dabei handelt es sich um Veränderungen des Blutbildes.

Ganz konkret sterben bestimmte Zelltypen – hier neutrophile Granulozyten und Thrombozyten – mit einer erhöhten Häufigkeit ab und stehen dem Organismus samt ihren physiologischen Funktionen nicht mehr zur Verfügung. Dies hat negative Auswirkungen auf das Immunsystem sowie die Blutgerinnung.

Ebenfalls häufig treten Nervenschädigungen aufgrund der Neurotoxizität und gastrointestinale Nebenwirkungen auf. »Kribbeln« der Finger, der Zehen und der Gesichtspartie sind dabei die prominentesten Stellen, an denen sich das Absterben der Nervenzellen bzw. die sich daraus ergebenden Sensibilitätsstörungen am deutlichsten zeigen. Werden die Beschwerden zu groß, muss oftmals die Chemotherapie angepasst werden. Allerdings existiert inzwischen ein vielversprechender Ansatz durch die Verwendung von capsaicinhaltigen Cremes (zumeist enthalten in »Wärmecremes«).

Nervenschädigungen bilden neben einer erhöhten Infektanfälligkeit und der Fatigue-Symptomatik - dazu später mehr - die größte Gruppe unerwünschter Arzneimittelwirkungen medizinisch relevanter Ausprägung.

Die teils schweren Durchfälle sind die Konsequenz der Schädigung der Schleimhautzellen des Darmes und bilden damit die häufigste der gastrointestinalen Nebenwirkungen.

Protokoll	Datenquelle	Nebenwirkungen [NCI - CTC ≥ 3]	Häufigkeit Alter < 70 [%]	Häufigkeit Alter ≥ 70 [%]
FOLFOX	Goldberg et al. 3742 Patienten	Neutropenie	43	49
		Neurotoxizität	14	12
		Diarrhö	11	13
		Übelkeit/Erbrechen	9	7
		Infektion	5	4
		Fatigue	4	7
		Thrombozytopenie	2	5

Tabelle 3 - Darstellung der Nebenwirkungshäufigkeiten der FOLFOX Therapieregime mit NCI - CTC ≥ Grade 3 für < 70 jährige und ≥ 70 jährige Patienten[42].

XELOX

Das Nebenwirkungsprofil des XELOX-Protokolls ist dem der FOLFOX-Protokolle vergleichbar. Aufgrund der höheren Oxaliplatindosen dominieren allerdings die unerwünschten gastrointestinalen Effekte gegenüber den hämatologischen Nebenwirkungen. Deutlich wird dies an den zumeist heftigen Durchfällen der Patienten. Zur Bekämpfung dieser unangenehmen Nebenwirkung wird der Arzt i. d. R. ein Mittel mit dem Wirkstoff Loperamid verschreiben. Dabei handelt es sich um eine morphinähnliche Substanz, die allerdings bis auf die darmmotilitätshemmende Wirkung keine große Ähnlichkeit mehr mit diesem besitzt.

Nicht genau lokalisierbare Schmerzen und das sog. Hand-Fuß-Syndrom - eine mit schmerzhafter Schwellung und Rötung einhergehende Hautveränderung an den Handflächen und Fußsohlen - sind ebenfalls häufig dokumentiert. Gegenmaßnahmen sind nur wenige vorhanden. Die Anwendung pflegender Cremes kann die Beschwerden jedoch lindern.

[42] Goldberg, in: J. Clin. Oncol., 2006.

Protokoll	Datenquelle	Nebenwirkungen [NCI-CTC ≥ 3]	Häufigkeit [%]
XELOX	Rothenberg et al. 313 Patienten	Diarrhö	19
		Übelkeit/Erbrechen	7
		Fatigue	7
		Neutropenie	5
		Schmerzen	5
		Hand-Fuß-Syndrom	4
		Parästhesie	4
		Anorexie	4

Tabelle 4 - Darstellung der Nebenwirkungshäufigkeiten des Therapieregimes XELOX mit NCI - CTC ≥ Grade 3 [43].

Capecitabin mono

Das Capecitabin Mono Protokoll weist aufgrund des Fehlens des Oxaliplatins weniger Fälle von Diarrhö und Übelkeit/Erbrechen auf. Es gilt als das verträglichste der zuvor genannten Therapieregime. Jedoch gehören Wirksamkeit und Nebenwirkungen einer Chemotherapie leider zusammen. Ein Rückgriff auf Capecitabin mono aus dem Grund der alleinigen Nebenwirkungsvermeidung wäre medizinisch wenig ratsam. Vielmehr handelt es sich um eine Ausweichmöglichkeit, falls z. B. aufgrund von Kontraindikationen die anderen Optionen ausscheiden.

Protokoll	Datenquelle	Nebenwirkungen [NCI-CTC ≥ 3]	Häufigkeit [%]
Mono Capecitabin	Zhang et al. 790 Patienten	Neutropenie	14
		Thrombozytopenie	9
		Übelkeit/ Erbrechen	7
		Anämie	6
		Asthenie	6
		Anorexie	5
		Diarrhö	5
		Neuropathie	5

Tabelle 5 - Darstellung der Nebenwirkungshäufigkeiten des Therapieregimes Capecitabin Mono mit NCI - CTC ≥ Grade 3 [44].

[43] Rothenberg, in: Ann. Oncol., 2008.

Weitere Nebenwirkungen

Die Einflüsse der Chemotherapie und der medizinischen Behandlung auf den Organismus gehen in der Realität über die o. g. Nebenwirkungen hinaus. Sie sind in der Versorgungsforschung jedoch weniger präsent, da sie klinisch weniger gut und objektiv messbar sind.

Neben leistungsphysiologischen Parametern, deren prognostische Aussagekraft sowohl für die Gesundheit im Allgemeinen sowie im krebsspezifischen Kontext von Bedeutung sind, werden durch die Krebstherapie regelmäßig auch psychosoziale Aspekte stark negativ beeinflusst. Deren individuelle Bewertung von Ausprägung und Relevanz kann bei Patienten und Ärzten mitunter deutlich abweichen. Während der Arzt den Patienten zumeist »um jeden Preis« retten will und somit lediglich auf klassische Messwerte (z. B. das Blutbild) achtet, so spielt für den Patienten regelmäßig nicht nur die gewonnene Lebenszeit, sondern auch die dabei erlebte Lebensqualität eine wichtige Rolle.

Aufgrund der Problematik dieser unterschiedlichen Wertung der nicht-klinischen Faktoren ist deren Kontrolle in der Forschung erfreulicherweise bereits vermehrt in den Fokus gerückt ist. Dies ist dringend geboten, da die negativen Auswirkungen der Behandlung über Jahre anhalten können. Je stärker der Patient durch eine Therapie gezeichnet wird – z. B. durch reduzierte körperliche Fitness oder soziale Isolation -, desto länger wird die Leidenszeit sein.

Dieser Abschnitt widmet sich daher einigen Nebenwirkungen in Bezug auf schlechte messbare und daher oft vernachlässigte Faktoren.

Tabelle 6 gibt Ihnen einen ersten Überblick über die mitunter starke Vernetzung und die mögliche gegenseitige Beeinflussung der sportphysiologischen und psychosozialen Parameter, die negativ durch die Chemotherapie beeinflusst werden können. In der Folge werden wir die einzelnen Punkte genauer betrachten.

---

[44] Zhang, in: PLoS One, 2014.

Parameter	Primäreffekt der Therapie	Risiko/Folge	Quelle
körperliche Leistungsfähigkeit	verminderte VO_{2max}	vermindertes Aktivitätsniveau	[45],[46],[47]
Aktivitätsniveau	vermindertes Aktivitätsniveau, Bewegungs-mangel	verminderte Leistungs-fähigkeit, vermindertes Aktivitätsniveau	[48],[49],[50]
Tumor-assoziierte Fatigue	Fatigue	verminderte Leistungs-fähigkeit, vermindertes Aktivitätsniveau reduzierte Lebensqualität	[41],[51]
Lebensqualität	verminderte Lebensqualität	Gefahr von Komorbiditäten	[52],[53],[54]
oxidativer Stress	erhöhter oxidativer Stress	Verb. zu Fatigue und VO_{2max}	[55],[56]

Tabelle 6 - Einflüsse der onkologischen Behandlung auf leistungsphysiologische und psycho-soziale Parameter.

---

[45] Burnett, in: Springerplus, 2013.
[46] Jack, in: Eur. J. Surg. Oncol., 2014.
[47] Cramer, in: J. Am. Coll. Cardiol., 2014.
[48] Baumann, in: Bewegung bei Sport und Krebs, 2007.
[49] Midtgaard, in: Eur. J. Oncol. Nurs., 2009.
[50] Kwan, in: Breast Cancer Res. Treat., 2012.
[51] Campos, in: Ann. Oncol., 2011.
[52] Valdivieso, in: Int. J. Med. Sci., 2012.
[53] Courneya, in: Med. Sci. Sports Exerc., 2003.
[54] Lawrencein: J. Natl. Cancer Inst. Monogr., 2004.
[55] Maes, in: Med. Sci. Monit., 2011.
[56] Pialoux, in: Hypertension, 2009.

Körperliche Leistungsfähigkeit und Aktivitätsniveau

Die körperliche Leistungsfähigkeit und das individuelle Aktivitätsniveau sind eng miteinander verbunden. Warum dieser Aspekt so wichtig ist, wird deutlich, wenn wir vom besten Fall – also Ihrer Genesung - aufgrund einer erfolgreichen und rückstandsfeien Operation ausgehen wollen. In diesem Fall wird die körperliche Fitness Ihre Fähigkeit der selbständigen Alltagsbewältigung prägen und Ihr Aktivitätsniveau wird die weitere Entwicklung Ihrer Gesundheit maßgeblich mitbestimmen.

Die Empfehlung für regelmäßige körperliche Aktivität für die gesunde Bevölkerung liegt bei 150 min/Woche bei moderater Intensität, um allgemein gesundheitsfördernde Effekte zu generieren. Der gesundheitliche Nutzen der Bewegung korreliert hier mit der umgesetzten Energie in metabolischen Äquivalenten (MET)[57].

Man könnte damit sagen, dass wer sich weniger bewegt seine Gesundheit leichtfertig aufs Spiel setzt und dass »Mehr« ausnahmsweise wirklich einmal mehr hilft.

Wichtig an dieser Stelle jedoch ist zu wissen, dass der gesundheitliche Mehrwert mit steigendem Trainingsumfang abnimmt. Die maximale Aufwand-/Nutzenrelation haben Sie mit Erfüllung der o. g. Empfehlungen. Leistungssport hingegen ist nicht erforderlich für ein langes und gesundes Leben!

Inaktivität bzw. reduzierte Aktivität wird umgekehrt als Risikofaktor für die Entstehung unzähliger insbesondere metabolischer Erkrankungen gesehen. Dies gilt auch für Darmkrebs. Sowohl in der Primärprävention als auch in Bezug auf die Rückfallwahrscheinlichkeit ist Bewegungsmangel schlecht für die Prognose.

Diese Erkenntnisse führen nun im Kontext der Darmkrebstherapie zu einem Problem:

Ein reduziertes Maß an körperlicher Aktivität stellt - wie wir gesehen haben - leider eine unerwünschte Nebenwirkung der Krebsbehandlung dar. Die Gründe hierfür sind relativ schnell identifiziert.

Eine Operation erlaubt zunächst keine größere Aktivität (Wundschmerz, Erschöpfung, Angst vor Belastung, etc.) und eine Chemotherapie verstärkt aufgrund ihrer Nebenwirkungen nicht gerade den Bewegungsdrang. In diesem Kontext wird die Chemotherapie entitätsunabhängig sogar als größte Einflussgröße auf das körperliche Aktivitätsniveau (engl. physical activity level = PAL) gesehen[58].

---

[57] Nelson, in: Circulation, 2007.

[58] Kwan, in: Breast Cancer Res. Treat., 2012.

Aus dem reduzierten Aktivitätsniveau ergeben sich jedoch mehrere Probleme:

Der therapiebedingte Bewegungsmangel führt zu einem erhöhten Schwächegefühl sowie zu muskulären und kardiopulmonalen Einbußen[59] - also abnehmende Kraft und verminderte Ausdauerleistungsfähigkeit. Hieraus folgt ein noch niedrigeres Aktivitätsniveau, da die Belastungen des Alltags als zu schwer empfunden und vermehrt vermieden werden. Die Gefahr eines sich selbst verstärkenden Prozesses wird durch den einsetzenden Muskelabbau in Folge der Inaktivität weiter verstärkt. Der Verlust von Muskulatur und der damit verbundene Kraftverlust gehen zudem mit einer reduzierten Motivation und einer abermals reduzierten körperlichen Aktivität einher - ein nicht endender Teufelskreis[60].

Im Ergebnis führen bereits die Diagnose Krebs und die medizinische Therapie bei vielen onkologischen Patienten zu einer deutlichen Unterschreitung der Bewegungsempfehlungen der WHO zur regelmäßigen körperlichen Aktivität.

Selbst wenn das Bewusstsein für mögliche Vorteile durch regelmäßige Bewegung vorhanden ist, schaffen es die Betroffenen nicht ihre individuellen Bewegungsbedürfnisse zu erfüllen[61].

Neben dem o. g. Problem des Wegfalls der gesundheitsfördernden Effekte der körperlichen Aktivität kommen darmkrebsspezifische Konsequenzen hinzu. So konnte der Zusammenhang zwischen einer reduzierten Fitness und einer schlechteren Prognose in der Sekundärprävention von Darmkrebs bereits bewiesen werden[62,63].

Eine aktuelle Metaanalyse stellt hohe individuelle VO_{2max}-Werte als Maß für die Leistungsfähigkeit als starken Vorhersageparamater (Prädiktor) für eine reduzierte krebsspezifische Sterblichkeit heraus[64,127]. Dieser Zusammenhang ist auch für Darmkrebspatienten im Speziellen beschrieben[65].

Im Kontext onkologischer Behandlungen mit kurativem Ansatz gewinnt die kardiorespiratorische Leistungsfähigkeit somit prognostisch an Bedeutung.

Alarmierend:

Für Darmkrebspatienten sind in der Literatur nach der medizinischen Behandlung reduzierte VO_{2max}-Werte und Kurzatmigkeit bereits beschrieben[66]. Eine niedrige körperliche

---

59 Froböse, in: Training in der Therapie. Grundlagen und Praxis, 2010.

60 Baumann, in: Bewegung bei Sport und Krebs, 2007.

61 Midtgaard, in: Eur. J. Oncol. Nurs., 2009.

62 Baade, in: Cancer Epidemiol. Biomarkers Prev., 2011.

63 Wolin, in: Br. J. Cancer, 2009.

64 Schmid, in: Ann. Oncol., 2014.

65 Peel, in: Cancer Epidemiol. Biomarkers Prev., 2009.

66 Cramer, in: J. Am. Coll. Cardiol., 2014.

Leistungsfähigkeit wurde mit einer viermal häufigeren Krebserkrankungsrate nach der überwundenen Kolonkarzinomerkrankung assoziiert[67].

Bringen wir nun alle Erkenntnisse zusammen, ergibt sich ein kurioses Bild:

Die Chemotherapie reduziert wie wir wissen das Rezidivrisiko. Doch die Nebenwirkungen der Chemotherapie erhöhen paradoxerweise das Rückfallrisiko (Rezidivrisiko) bei Darmkrebs durch die (un)mittelbare Verschlechterung der kardiorespiratorischen Leistungsfähigkeit und Begünstigung der körperlichen Inaktivität, sofern keine Gegenmaßnahmen ergriffen werden.

Wie passt dies nun zusammen?

Letztlich werden wir es mit sich überlagernden Effekten zu tun haben, wobei das Rezidivrisiko stärker reduziert als erhöht wird. Wir können diese Erkenntnisse allerdings nutzen, um den positiven Effekt zu optimieren. Hierzu muss lediglich die Negativspirale aus Bewegungsarmut und abnehmender Leistung durchbrochen werden. Denn ist diese Nebenwirkung aus der Gleichung eliminiert, so kann sich der rezidivreduzierende Effekt der Chemotherapie uneingeschränkt auswirken.

---

[67] Blair, in: JAMA, 1989.

Exkurs: Messung der Leistungsfähigkeit

Jetzt haben wir bereits viel über die (kardiorespiratorische) Leistungsfähigkeit als wichtigen Paramater bzgl. des allgemeinen Gesundheitszustandes und als Indikator für das Rückfallrisiko bei Darmkrebs besprochen. Es wird daher Zeit sich diese wichtige Messgröße näher anzusehen:

Die kardiorespiratorische Leistungsfähigkeit (engl. cardiorespiratory fitness) oder auch kardiopulmonale Leistungsfähigkeit als sportmedizinisch erfassbare Messgröße für die körperliche Leistungsfähigkeit wird durch die maximale Sauerstoffaufnahme (VO_{2max}) bestimmt.

Die maximale Sauerstoffaufnahme ist dabei der »Goldstandard« der Fitnessmessung und -beurteilung. Sie kann durch eine weitere Belastungssteigerung nicht weiter erhöht werden und stellt somit das Leistungslimit des Organismus dar. Denn wie Sie wahrscheinlich wissen, benötigt der Muskel Sauerstoff um dauerhaft Leistung erbringen zu können. Sobald man den sog. anaeroben Bereich erreicht, produziert der Muskel Laktat und kann das Leistungslevel nicht mehr lange aufrechterhalten – Stichwort: »Übersäuerung«. Menschen mit einer hohen Sauerstoffaufnahmekapazität erreichen diese Grenze später - sind also sehr leistungsfähig - während Menschen mit einer niedrigen VO_{2max} schnell an ihr Limit kommen.

Die VO_{2max} kann u. a. durch spiroergometrische Untersuchungen gemessen oder indirekt über Leistungstests ohne Atemgasanalyse errechnet werden.

Vermutlich kennen Sie noch aus Ihrer Jugend den sog. Cooper-Test. Bei diesem Test mussten Sie binnen 12 Minuten eine möglichst große Laufstrecke zurücklegen. Abhängig von der bewältigten Distanz vergab Ihr Lehrer Ihnen eine bessere oder eine schlechtere Note.

Der Cooper-Test ist ein indirekter Test, der eine Rückrechnung auf die VO_{2max} erlaubt. Inzwischen beherrschen auch die gängigen Fitnesstracker in den Smartwatches und Handys Berechnungsalgorithmen, um die maximale Sauerstoffaufnahme anhand Ihrer Bewegungsperformance zu errechnen. In der Sportmedizin ist jedoch der Leistungstest auf dem Fahrradergometer inkl. Atemgasanalyse aufgrund der höheren Genauigkeit der Standard.

Unter https://gps.de/vo2max/ finden Sie eine nach Alter und Geschlecht sortierte Tabelle der VO_{2max}-Werte zur groben Orientierung. Wie Sie richtig vermuten, gilt auch hier:

Je höher der Wert, desto besser!

Tumorassoziierte Fatigue

Die tumorassoziierte Fatigue (engl. Cancer - related fatigue; CRF) ist definiert als ein persistierendes Symptom, ein subjektives Gefühl von physischer, emotionaler und kognitiver Müdigkeit und Erschöpfung. Sie entsteht durch die Krebserkrankung sowie deren Therapie und steht in keiner Relation zur physisch erbrachten Leistung bzw. zur altersentsprechenden funktionalen Kapazität des Patienten. »Kaputt vom Nichtstun«, wie der Volksmund sagt.

Es handelt sich bei der Fatigue jedoch um einen multifaktoriellen Symptomkomplex, dem die wörtliche Übersetzung »Müdigkeit« in keiner Weise ausreichend Rechnung trägt. Denn die Symptome können die Patienten massiv im täglichen Leben einschränken und die Lebensqualität deutlich herabsetzen. Subjektiv kann CRF von Patientenseite durchaus als schwerwiegendste Komplikation der Erkrankung und Therapie empfunden werden.

In der Regel handelt es sich bei der CRF um eine klassische Ausschlussdiagnose. Nachdem Leistungseinschränkungen auslösende Faktoren, wie pulmonale Erkrankungen, Elektrolytstörungen, Störungen der hormonellen Regelkreise, Depressionen oder arzneimittelbezogene Probleme ausgeschlossen wurden, wird eine Fatigue - Diagnose durch den Arzt wahrscheinlicher.

Im Rahmen einer ambulanten chemotherapeutischen Behandlung gilt CRF als eine der häufigsten therapiebedingten Nebenwirkungen bei Krebspatienten und Krebsüberlebenden, wenngleich die Kenntnis über die Entstehung dieser chronischen Erschöpfungszustände noch lückenhaft ist[68].

Zwischen 25 - 99 % der onkologischen Patienten klagen während und nach einer Chemotherapie über Müdigkeit und Abgeschlagenheit. Eine Abhängigkeit von der Behandlungsform, z. B. der Aggressivität einer Chemotherapie, gilt dabei als gesichert[69],[70].

Mögliche therapiekausale Auslöser einer akuten tumorassoziierten Fatigue sind zumeist Komplikationen, wie Schmerzen, Blutarmut, Neutropenie, Fieber, Appetitlosigkeit, Gewichtsverlust und eine durch Entzündungsreaktionen geprägte katabole Stoffwechsellage. Aber auch Störungen des Schlaf-Wach-Rhythmus führen zu einer negativen Beeinflussung von Leistungsfähigkeit und Lebensqualität[71]. Weit mehr als die Begleitsymptome Schmerz sowie psychische, mentale und kognitive Beeinflussung bestimmt das Ausmaß des Erschöpfungsgrades die Beeinträchtigung der Lebensqualität. Dieser

---

[68] Arndt, in: Eur. J. Cancer, 2006.
[69] Campos, in: Ann. Oncol., 2011.
[70] Higginson, in: Fatigue in cancer, 2004.
[71] Rich, in: J. Support. Oncol. 2007.

Sachverhalt übt einen entscheidenden Einfluss auf die medizinische Therapie aus. Denn die Gefahr eines Therapieabbruchs ist auf Grund der Symptomatik oder der Angst vor den entsprechenden Symptomen erhöht.

Aus diesem Grund wird der Erschöpfungszustand routinemäßig über die bereits kennengelernten Fragebögen im Rahmen der Verabreichung der Chemotherapie abgefragt. Auch wird abermals deutlich, wie wichtig das offene Feedback zu erlebten Nebenwirkungen ist. Nur wenn geeignete Gegenmaßnahmen ergriffen werden, kann dem Risiko eines Therapieabbruchs entgegengewirkt werden.

Neben der medizinischen Therapie können der Tumor selbst, aber auch genetische Disposition sowie Begleiterkrankungen die Entstehung einer Fatigue-Symptomatik begünstigen. Die Ausprägung ist zudem von individuellen Faktoren, wie z. B. dem Alter, abhängig.

Physiologisch scheinen Entzündungsreaktionen bzw. eine Dysregulation des Zytokinstoffwechsels eine zentrale Rolle zu spielen. Störungen von regulatorischen Systemen des zentralen Nervensystems sind ebenfalls beschrieben, allerdings fehlt es an verlässlichen objektiven Parametern.

Die andauernde Erschöpfung der Patienten verzögert oder verhindert eine CRF die Wiederaufnahme der gewohnten Freizeit- und Arbeitsaktivitäten und kann eine zunehmende Isolation verursachen. Hieraus ergibt sich die Gefahr einer Chronifizierung. Denn die CRF unterstützt damit den bereits beschriebenen Teufelskreis aus verminderter Leistungsfähigkeit und Bewegungsmangel, der zu weiteren Leistungseinbußen führt[72].

Der Prozess der Krankheitsverarbeitung und häufige Überforderungssituationen aufgrund der reduzierten Leistungsfähigkeit in Verbindung mit zu hohem Pflichtbewusstsein können die Abwärtsspirale zusätzlich antreiben.

Die akuten Effekte der medizinischen Therapie bilden somit die Grundlage für die multifaktoriellen Langzeiteffekte der tumorassoziierten Fatigue.

Denn in Folge einer überstandenen Krebserkrankung leiden nach einem Jahr noch immer 17 - 30% der Patienten unter dem Fatigue - Syndrom[73]. Wir sprechen beim Fatigue-Syndrom demnach über eine Langzeitfolge einer ursprünglich akuten Nebenwirkung.

Nicht zuletzt erschwert dieser chronische Erschöpfungszustand damit die Wiedereingliederung in den Alltag noch Jahre nach

[72] Baumann, in: Dtsch. Zeitschrift für Onkol., 2005.
[73] Cella, in: J. Clin. Oncol., 2001.

überwundener Krebserkrankung. Kostenintensive psychosoziale Betreuungsleistungen können die Folge sein.

Entsprechend der vielschichtigen Ursachen gestaltet sich auch die Therapie der CRF vielseitig. Es ist zwischen kausalen und symptomatischen Therapieansätzen zu unterscheiden.

Sofern auslösende Faktoren, wie beispielsweise Anämie oder Depression, festgestellt werden, können diese durch Transfusionen und Antidepressiva behandelt werden.

Werden keine kausalen Zusammenhänge identifiziert, finden symptomatische Behandlungsansätze - medikamentös und nicht medikamentös - Anwendung. Diese können eine kausale Behandlung auch ergänzen. Hierzu zählen u. a. Kortikosteroide, kräftigende Phytopharmaka sowie amphetaminverwandte Stimulanzien auf der pharmakologischen Seite und körperliches Training, Verhaltenstherapie und Psychoedukation auf der supportiven Seite[74]. Die Datenlage, insbesondere für die pharmakologischen therapeutischen Ansätze, ist jedoch bisweilen widersprüchlich, weshalb in der Versorgungsrealität zumeist auf die nicht medikamentösen therapeutischen Optionen zurückgegriffen wird.

Wie effektiv insbesondere die körperliche Aktivität gegen die CRF hilft, werden wir im Verlauf dieses Buches noch sehen. Es handelt sich um eine der effektivsten Einflussmöglichkeiten, die Sie als Patient haben.

Lebensqualität

Es gibt sehr unterschiedliche Definitionen für die Lebensqualität. Weitgehende Einigkeit besteht jedoch über den Begriff der gesundheitsbezogenen Lebensqualität, der sich an den WHO - Gesundheitsdefinitionen orientiert. Sie fast Bereiche des körperlichen, seelischen und sozialen Wohlbefindens zusammen – Lebensqualität ist multidimensional.

Eine solche Definition ist sehr umfassend und daher wohl die richtige, da jeder Mensch andere Schwerpunkte in seinem Leben setzt. Einschränkungen in unterschiedlichen Bereichen können Patienten somit unterschiedlich hart treffen.

Das Thema Lebensqualität spielt in Zeiten des medizinischen Fortschrittes eine immer größere Rolle. Während früher oftmals lediglich darauf geschaut wurde, wie das Leben der Patienten verlängert werden konnte, so wird heute glücklicherweise ebenfalls betrachtet wie es den Menschen dabei geht. Dies gilt insbesondere im Bereich der onkologischen Erkrankungen.

74 Horneber, in: Dtsch. Arztebl., 2012.

Denn neben den bereits besprochenen physischen Nebenwirkungen und dem gut beschriebenen Fatigue - Syndrom leiden onkologische Patienten unter einer Reihe weiterer psychosozialer Einschränkungen, die Ursache, Begleiterscheinung aber auch Folge der Erkrankung und ihrer Therapie sein können.

Reduziertes Selbstwertgefühl, Ängste, Depressionen und Schlafstörungen sind potenzielle Folgen der chemotherapeutischen Intervention. Sie zählen zu den häufigsten Begleiterscheinungen der onkologischen Behandlung und erschweren die Alltagsbewältigung teils deutlich.

Während akute therapiebedingte Nebenwirkungen zu temporären Einbußen führen, leiden bis zu 50% der Krebspatienten an einem nachhaltigen Lebensqualitätsverlust. Physische, psychosoziale, kognitive und emotionale Bereiche können dabei gleichermaßen betroffen sein. Dies liegt mitunter an dem wissenschaftlich bewiesenen Zusammenhang zwischen der Lebensqualität und der Fatigue, welche ja ebenfalls über Jahre persistieren kann.

Beim kolorektalen Karzinom im Speziellen werden insbesondere negative Auswirkungen auf die Rollenfunktion, die Sexualität und den sozialen Status beschrieben. Aber auch akute Nebenwirkungen der Chemotherapie, wie Schmerz und Übelkeit/Erbrechen mindern die Lebensqualität und zählen zu den von Ärzten am häufigsten dokumentierten unerwünschten Arzneiwirkungen.

Schon nach dem operativen Eingriff können reduzierte Werte für die gesundheitsbezogene Lebensqualität festgestellt werden. Dieser Zustand dauert bis zu sechs Monate an und kann einen erhöhten medizinischen Betreuungsaufwand begründen. Zusätzlich kann der Patient beim kolorektalen Karzinom auf ein temporäres oder dauerhaftes Stoma angewiesen sein. Eine eingeschränkte Kontrolle über die Stuhlentleerung und diätetische Ernährung können die Lebensqualität weiter einschränken.

Leider existiert bisher keine gängige Standardtherapie gegen die negativen Einflüsse insbesondere der Chemotherapie auf die Lebensqualität. Was Sie dennoch gegen die drohenden Einschränkungen vornehmen können, betrachten wir im Kapitel »KÖRPERLICHE AKTIVITÄT BEI DARMKREBS«.

Der »Zyto-Apotheker«

Sie haben bis zu diesem Zeitpunkt viel über die möglichen Nebenwirkungen der Darmkrebstherapie und insbesondere der Chemotherapie gelernt. Dabei haben Sie gesehen, welche unerwünschten Effekte auftreten können, dass sie (leider) zur Therapie dazu gehören, aber daher auch die (ehrliche) Beantwortung ihrer Abfrage so wichtig ist. Nur so können Gegenmaßnahmen ergriffen werden.

Ich habe lange mit mir gerungen, ob ich den folgenden Abschnitt in dieses Buch aufnehmen soll. Denn es besteht die Gefahr, dass Sie die falschen Schlüsse daraus ziehen. Dennoch habe ich mich aus zwei Gründen dafür entschieden:

1. Mir liegt eine holistische Aufklärung am Herzen.
2. Mein Anliegen ist, Sie zu eigenständigen Entscheidungen und einer aktiven Mitgestaltung Ihrer Therapie zu ermutigen. Dies setzt ein hohes Maß an Eigenverantwortung und Selbstwahrnehmung voraus.

Bitte lesen Sie den folgenden Abschnitt unter dem Gesichtspunkt, dass ich weder Angst verbreiten noch eine Berufsgruppe diskreditieren möchte. Es geht einzig und alleine darum, dass dieser Fall verdeutlicht, wie wichtig Ihre aktive Teilnahme im Feedbackprozess mit Ihrem Therapeuten sein kann.

Eine Verurteilung eines Apothekers aus Bottrop fand im Jahr 2018 bundesweite Beachtung. Die Medien sprachen vom »größten Medizinskandal der Nachkriegsgeschichte«.

Dem sog. »Zyto-Apotheker« wurde die systematische und vorsätzliche Manipulation (Verdünnung, wirkstofffreie Herstellung, Austausch von Wirkstoffen, etc.) von onkologischen Zubereitungen zur Gewinnmaximierung vorgeworfen. Die Verteidigung führte allerdings auch unverschuldete oder fahrlässige Unterdosierung als Erklärungsansatz an.

Ohnehin wäre der Nachweis der Kausalität des Schadens im Einzelfall aufgrund der unterschiedlichen onkologischen Grunderkrankungen mit ihren individuellen Therapiezielen (kurativ, palliativ) und Therapieregimen schwierig. Denn ein Ansprechen auf die Therapie - geschweige denn eine Heilung – ist keineswegs garantiert. Auch haben wir es mit teils unpräzisen Prognosen zu tun. Vorliegend kam erschwerend hinzu, dass die Vorwürfe auf statistischen Erhebungen über die Ausgangsstoffe für einen größeren Zeitraum und einer Vielzahl an Zubereitungen für unterschiedliche Patienten beruhten.

Die Ermittlungen fußten auf Aussagen von ehemaligen Angestellten – sog. Whistleblower – sowie gefundenen Abweichungen zwischen Wareneingang, -bestand und Abrechnung von Wirkstoffen durch die Apotheke. Die insbesondere bei den Krankenkassen abgerechneten Wirkstoffmengen überschritten dabei die nachgewiesenen Einkaufsmengen deutlich. Dafür konnte es nur wenige Erklärungsmöglichkeiten geben:

Abrechnungsbetrug, Schwarzmarktware oder Fusch bei der Herstellung (oder, wie es die Verteidigung versuchte: Fehler).

Bisher wirkt dies alles recht weit weg von unserem Thema, aber neben diesen Verdachtsmomenten existierten Berichte von Patienten über »nebenwirkungsfreie« Chemotherapien. Alles in Allem war dies verdächtig genug, um in diesem Fall weitere Ermittlungen zu starten. Damit wird auch der Themenbezug klar, denn nebenwirkungsfreie Therapien kann es, wie wir wissen, per Definition eigentlich nicht geben, geschweige denn bei der Chemotherapie.

Laboranalysen beschlagnahmter und noch nicht ausgelieferter Zubereitungen erhärteten im Zuge der Ermittlungen schließlich den Verdacht, da die Wirkstoffmengen laut Herstellungskennzeichnung entweder fast nicht mehr oder in Gänze nicht nachweisbar waren. Allerdings konnten im Hauptverfahren lediglich die Unterdosierung »unter dem Strich« nachgewiesen werden. Zum einen musste die Frage, ob Zubereitungen teilweise ordnungsgemäß waren, oder jegliche Zubereitungen fehldosiert waren, offenbleiben. Denn unterstellte man die korrekte Buchführung, so wäre die Unterdosierung lediglich insgesamt für alle hergestellten Zubereitungen für alle Patienten in Summe nachgewiesen.

Zum zweiten ließ sich nicht mehr nachvollziehen, welche individuell verabreichte Zubereitung nicht ordnungsgemäß hergestellt wurde. Denn weder ursprünglich unterdosierte noch ordnungsgemäße Wirkstoffgehälter in den teils Jahre zuvor hergestellten Zubereitungen ließen sich inzwischen bei noch lebenden oder bei den inzwischen verstorbenen Patienten nachweisen. Die Wirkstoffe wären inzwischen entweder abgebaut (metabolisiert) worden oder hätten sich chemisch zersetzt. Denn neben der Problematik, dass o. g. Folgen (oder auch Rezidive) bei onkologischen Erkrankungen auch bei korrekter Therapie regelhaft auftreten, wäre vorliegend nicht einmal der Nachweis der Verabreichung einer unterdosierten Lösung – und damit einer faktisch ausgebliebenen Therapie - nachweisbar.

Letztlich wurde der Apotheker größtenteils aufgrund von Verstößen gegen das Arzneimittelgesetz zu 12 Jahren Haft verurteilt. Weitere Zivilklagen laufen derzeit noch. Für die Patienten war ab diesem Zeitpunkt allerdings guter Rat teuer:

Sollte eine gut vertragene Chemotherapie wiederholt werden, da sie womöglich nur mangels Hauptwirkung nebenwirkungsfrei war?

Deuteten »die falschen« Nebenwirkungen auf eine Therapie mit abweichenden und ggf. für die spezifische Krebserkrankung ungeeignete Wirkstoffe hin?

Alles ganz schwer zu beantwortende Fragen, da eine rückwirkende Analyse wer tatsächlich was bekommen hat nicht mehr möglich war.

Leider gehen Experten davon aus, dass es sich bei diesem Skandal nicht um einen Einzelfall handelt. Zwar ist der Regelfall der ordentlich und verantwortungsbewusst arbeitende Apotheker, aber dennoch kann im Bereich der Zytostatikaversorgung zulasten der Patienten eine Gewinnmaximierung stattfinden. Denn leider ist der Krankheitsverlauf von Krebspatienten schwer kalkulierbar, so dass »Therapieversager« keine Behörde wirklich aufhorchen lassen. Auch können Fehler trotz bester Qualitätskontrollen in der Versorgungsrealität einfach passieren – Menschen machen Fehler, auch in der Zytostatikaversorgung.

Wenngleich der Gesetzgeber mit dem Gesetz für mehr Sicherheit in der Arzneimittelversorgung (GSAV) inzwischen versucht hat die Kontrollen in Apotheken zu verschärfen, so muss dennoch festgehalten werden, dass auch engmaschige und unangemeldete Kontrollen keinen absoluten Schutz garantieren können. Umso wichtiger ist die Eigenwahrnehmung während der Therapie.

Es geht mir darum, dass Sie Ihrem Arzt gegenüber nicht nur (zu) starke, sondern auch komplett ausbleibende Nebenwirkungen kommunizieren können und sollen. Damit können Sie einen wertvollen Beitrag zur (eigenen) Arzneimitteltherapiesicherheit leisten. Denn zu diesem Zeitpunkt können Blut- oder Probenuntersuchungen noch stattfinden und für Klarheit sorgen. So könnte sich auch zeigen, dass die Herstellung ordnungsgemäß war, Sie jedoch ein sog. »Ultametabolizer« sind. Solche Menschen verstoffwechseln die Wirkstoffe so schnell, dass sie keine ausreichende Wirkung – und damit auch keine nennenswerten Nebenwirkungen – auslösen. Sie benötigen höhere Dosen der Chemotherapie.

«Radikale Reduktion der Komplexität»

1. Nehmen Sie die Erfassung/Dokumentation der Nebenwirkungen der Chemotherapie ernst.
2. Fehlende Nebenwirkungen sind ein Indiz für eine fehlende Wirkung – aus welchen Gründen auch immer.
3. Starken Nebenwirkungen sollte mit einer Dosisanpassung begegnet werden.
4. Nicht alle Nebenwirkungen sind gut messbar. Achten Sie auf Veränderungen Ihrer Leistungsfähigkeit und Ihres Antriebs. Versuchen Sie gegenzusteuern, indem Sie sich möglichst viel bewegen, um einen Teufelskreis zu vermeiden.
5. Selbstwahrnehmung und Eigenverantwortung erhöhen die Erfolgswahrscheinlichkeit und Sicherheit der Therapie.

KRITIK AN DER MEDIZINISCHEN THERAPIE

Es dürfte bis zu diesem Punkt deutlich geworden sein, dass die Nebenwirkungen der adjuvanten Chemotherapie bei Darmkrebs gravierende Auswirkungen auf die Gesundheit und die Lebensqualität haben können. Aufgrund der Schwere der Krebserkrankung und der Gefahr des größtmöglichen Übels des Versterbens in Folge der Erkrankung, kann eine solche Chemotherapie samt ihren Nebenwirkungen dennoch selbstverständlich angezeigt und sinnvoll sein.

Die Frage, die wir uns jedoch stellen müssen, ist, ob alle Patienten die notwendigen Informationen bekommen, um eine solche Entscheidung wirklich treffen zu können.

Man könnte an dieser Stelle entgegnen, dass dies nicht erforderlich sei, da das Überleben grundsätzlich an erster Stelle stehen müsste. Abgesehen davon seien die meisten Patienten gar nicht in der Lage die benötigten Informationen zu beschaffen, geschweige denn zu verstehen, daher müssten sie den Ärzten einfach vertrauen.

Einmal abgesehen davon, dass dies dem verfassungsmäßig garantierten Selbstbestimmungsrecht jedes Einzelnen und meinem persönlichen Menschenbild widerspräche, so würde eine solche Argumentation nur greifen können, sofern der Nutzen in Bezug auf das Überleben tatsächlich unbestreitbar riesig wäre. Eben hier greift der erste Teil meiner Kritik an, denn »riesig« liegt im Auge des Betrachters.

Überhaupt kein Argument ist die Sorge, dass Patienten eine solche Aufklärung nicht verstehen könnten. Denn

»wer schwierige Zusammenhänge nicht leicht erklären kann, hat sie einfach nicht verstanden.«
(frei nach Albert Einstein)

Ein Patient muss m. E. wissen welchen Mehrwert er sich durch das Ertragen von Nebenwirkungen und die Inkaufnahme von Folgerisiken erkauft, um selbständig entscheiden können, ob die Kosten-Nutzen-Relation für ihn persönlich angemessen ist. Die Voraussetzungen hierfür sind jedoch in der Regel nicht gegeben, da bereits die aufklärungspflichtigen Ärzte die notwendigen Informationen oftmals nicht klar kommunizieren. Tatsächlich kennen viele von ihnen die harten Fakten überhaupt nicht oder sie verstehen sie nicht.

Das klingt jetzt nach einer unhaltbaren These, meinen Sie?

Ärzte kennen sich nicht mit medizinischen Fakten - sprich der Statistik - aus?! Ärzte klären schlecht auf?!

Im Einzelfall mag diese Behauptung tatsächlich übertrieben sein und alles läuft korrekt ab; die Versorgungsbreite hat mich jedoch etwas Anderes gelehrt.

Letztlich können Sie es nach dem Studium der folgenden Kapitel selbst bewerten. Sie müssen lediglich das dort erworbene Wissen mit den Informationen abgleichen, die Ihr Arzt Ihnen vermittelt hat oder demnächst geben wird.

Exkurs: medizinische Statistik

Ein wesentlicher Punkt, der zur (unbeabsichtigten) »Fehlinformation« der Patienten durch die Ärzte führt, ist die in der pharmazeutisch-medizinischen Wissenschaft etablierte Statistik. Diese ist mathematisch nicht falsch - ganz und gar nicht. Vielmehr besteht das Problem darin, dass man Ergebnisse auf unterschiedliche Art und Weise aufbereiten und Ärzten bzw. Patienten präsentieren kann.

Die zumeist verwendeten Zahlen bedürfen eines grundlegenden statistischen Verständnisses und der Mühe, die es macht einen objektiven Vergleich anzustellen.

Ich gebe Ihnen ein Beispiel:

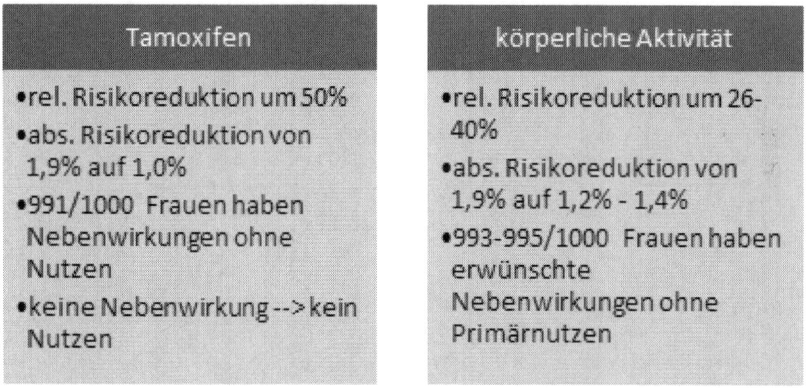

Abbildung 2 - Vergleich von Tamoxifen und körperlicher Aktivität

Wir sehen die direkte Gegenüberstellung von Ergebnissen einer Metaanalyse über die Wirksamkeit eines Arzneimittels (hier: Tamoxifen)[75] gegenüber den Ergebnissen einer Metaanalyse von Bewegungsprogrammen (körperliche Aktivität)[76].

---

[75] Doll, in: Lancet, 2011.

[76] Holmes, in: JAMA, 2005.

Beide Therapien wurden in unabhängigen Studien als Nachsorgemaßnahme nach operativ behandeltem Brustkrebs bei Frauen eingesetzt, um eine Wiedererkrankung (Rezidiv) zu verhindern.

Um den Kontext zu verstehen, ist wichtig zu wissen, dass Tamoxifen die Standardtherapie für die Brustkrebsnachsorge darstellt. Entsprechende Arzneimittel werden postoperativ über 5 Jahre täglich eingenommen und führen zu teilweise starken und belastenden Nebenwirkungen – z. B. Hitzewallungen, Zyklusveränderungen, Kopfschmerzen, Übelkeit und Haarausfall.

Weiterhin zu beachten ist, dass der Wirkstoff Tamoxifen im Organismus erst zu einer aktiven Wirkform metabolisiert werden muss. Es handelt sich somit um ein sog. »Prodrug«, welches bis zu seiner Aktivierung im Körper wirkungslos bleibt.

Die Umwandlung des Tamoxifens gelingt bei einigen Frauen aufgrund einer verbreiteten Genmutation (sog. »Polymorphismus«) nicht. Damit bleiben diese Patienten zwar nebenwirkungsfrei – nur wirkungsloses Prodrug im Blut -, allerdings haben sie auch keinen Nutzen von dem Arzneimittel.

Einmal mehr gilt: Keine Nebenwirkung = keine Hauptwirkung!

Nun zum Zahlenvergleich:

Gängig ist die Ergebnispräsentation von Studien in Form von relativen Risikoreduktionen in %.

Ebenfalls üblich ist die Verwendung des sog. Hazard-ratio. Diese Rechengröße hat im Prinzip dieselbe Aussage, nur drückt er dies in einer Dezimalzahl aus. Eine 50%ige Risikoreduktion entspräche einem Hazard-Ratio von 0,5, da das Vergleichsrisiko bei 1,0 bzw. 100% liegt.

Diese relativen Risikoreduktionen wirken wie im vorliegenden Beispiel zumeist imposant.

Besonders deutlich wird dies, wenn man sich eine dazu passende Aufklärung einer betroffenen Patientin durch den Arzt vorstellt:

»Ich verordne Ihnen Tamoxifen. Das ist ein Mittel, das Ihr Risiko, dass der Krebs zurückkommt um ca. 50% reduziert.«

Wer würde das Arzneimittel in diesem Fall nicht einnehmen? Würden Sie ernsthaft eine Ablehnung in Betracht ziehen?

Vermutlich eher nicht.

Das Problem der relativen Risikoreduktion wird klarer, wenn wir das Prinzip auf einen alltäglichen Sachverhalt übertragen, bei dem wir das absolute Risiko (oder umgekehrt die Chance) kennen:

Käufer:

»Einen Lottoschein bitte!«

Kioskbesitzer:

»Ich empfehle Ihnen zusätzlich diesen zweiten Lottoschein auszufüllen. Dieser Schein erhöht Ihre Chance auf den Jackpot um 100%!«

Käufer:

»Nein, danke. Meine Chance steigt ja nur von 1 zu 139.838.160 auf 2 zu 139.838.160.«

Der Käufer hat das Angebot zur Verdopplung der relativen Wahrscheinlichkeit aufgrund der Kenntnis der absoluten Wahrscheinlichkeit schnell auf ihren wahren Wert reduzieren können. Ein zweiter Lottoschein steigert die Gewinnwahrscheinlichkeit zwar relativ gesehen dramatisch, in der Realität jedoch schlicht nicht in einem relevanten Ausmaß.

Das Problem aus der medizinischen Praxis ist somit, dass in der für die Therapieentscheidungen notwendigen Aufklärung absolute Wahrscheinlichkeiten gegenüber Patienten zumeist nicht kommuniziert werden - entweder weil der Patient nicht überfordert werden soll, oder weil selbst der Arzt diese Zahl nicht kennt, sondern sich ebenfalls von der relativen Risikoreduktion blenden lässt.

Damit bleibt der Blick auf die klinische Relevanz von vielen Interventionen verstellt und mündige Entscheidungen sowie Abwägungen können faktisch nicht getroffen werden.

Heute ist es ja üblich, dass jeder alles und jeden kritisiert, ohne jedoch bessere Lösungen präsentieren zu können. Hier jedoch ist es anders. Die Lösung ist eigentlich recht simpel:

Wir müssen den Patienten die absoluten Zahlen präsentieren und sie zu mündigen Entscheidungen befähigen.

Schauen wir uns nun die Studienergebnisse für Tamoxifen zu Übungszwecken erneut an:

Das absolute Risiko nach einer Brustkrebsoperation erneut an Brustkrebs zu erkranken, liegt bei nur 1,9%. Die 50%ige Risikoreduktion senkt dieses Absolutrisiko damit auf ca. 1% ab.

Der tatsächliche Mehrwert der Arzneimitteleinnahme liegt also bei 0,9%. Dies ist die einzig relevante Zahl, der die möglichen (oder tatsächlichen) Nebenwirkungen gegenübergestellt werden sollten.

Wir können es auch noch anschaulicher machen, indem wir uns von %-Angaben in Gänze verabschieden und mit greifbareren Zahlen rechnen:

0,9% bedeuten, dass von 1000 Frauen, die Tamoxifen einnehmen, 991 Frauen keinen Nutzen daraus ziehen. Sie durchleiden ausschließlich Nebenwirkungen.

Lediglich 9 Frauen sind durch die fünfjährige Einnahme von Tamoxifen von einem Rezidiv verschont geblieben.

Sind wir doch ehrlich. Das ist eine ganz andere Aussage, als Eingangs vermutet, oder?

Chemotherapie bei Darmkrebs – ja oder nein?

Nachdem wir das Problem mit der medizinischen Statistik verstanden haben, wollen wir uns den zahlenbasierten Fakten zur Chemotherapie bei Darmkrebs zuwenden.

Die aktuelle Leitlinie für die Behandlung von Darmkrebs in Deutschland ist eine sog. S-Leitlinie aus dem Jahr 2019[77]. Dabei handelt es sich um den höchsten Qualitätsstandard für medizinische Leitlinien. Sie gibt sog. evidenzbasierte Empfehlungen für die behandelnden Ärzte ab. Dies bedeutet, dass eine Empfehlung in eine umso höher angesiedelte Evidenzkategorie eingruppiert wird, je deutlicher oder besser die Daten als Entscheidungsgrundlage taugen.

Wir finden beispielsweise folgende therapieentscheidende Kernempfehlungen für die Darmkrebsbehandlung:

Empfehlungsgrad A (höchste Evidenzklasse)

Bei Patienten mit einem R0 resezierten Kolonkarzinom im Stadium III sollte eine adjuvante Chemotherapie durchgeführt werden.

Empfehlungsgrad B

Im Stadium II sollte in ausgewählten Risikosituationen (T4, Tumorperforation/- einriss, Operation unter Notfallbedingungen, Anzahl untersuchter Lymphknoten zu gering) eine adjuvante Chemotherapie erwogen werden.

[77] S3-Leitlinie Kolorektales Karzinom, 2019.

Empfehlungsgrad EK (starker Konsens der Experten)

Alleine aus Altersgründen sollte eine adjuvante Chemotherapie nicht unterlassen werden. Bei Patienten über 75 Jahre gibt es jedoch keine ausreichende Evidenz für die Durchführung einer adjuvanten Chemotherapie.

Empfehlungsgrad 0 (niedrigste Evidenz)

Bei Patienten mit einem kurativ resezierten Kolonkarzinom im Stadium II kann eine adjuvante Chemotherapie durchgeführt werden.

Zusammengefasst wird die adjuvante Chemotherapie für Darmkrebspatienten ab Stadium II + Risikofaktoren ausdrücklich empfohlen. Das Alter sollte hier nach den Autoren der Leitlinie kein Ausschlusskriterium darstellen.

Bereits im Kapitel zum Therapiestandard haben wir gesehen, dass die Versorgungsrealität diesen Empfehlungen i. d. R. folgt.

Schauen wir uns nun an, auf welchen Zahlen diese Empfehlungen beruhen (Begründung in Auszügen im Wortlaut):

Stadium III

»In zahlreichen randomisierten Studien konnte ein signifikanter Überlebensvorteil für Patienten mit Kolonkarzinom im Stadium III durch eine adjuvante Chemotherapie nachgewiesen werden [878, 879]. Meta-Analysen und gepoolte Analysen (Gill et al.) bei 3.303 Patienten mit einem Stadium II und III Kolonkarzinom konnten eindeutig zeigen, dass für Patienten mit einer Lymphknoten positiven Erkrankung (Stadium III) die Durchführung einer adjuvanten Chemotherapie zu einer signifikanten Prognoseverbesserung im Vergleich zur alleinigen Operationen führt [874-877].«[78]

Bewertung

Der *signifikante Überlebensvorteil* ist das tragende Argument der Empfehlungsbegründung. Angaben zur relativen oder absoluten Risikoreduktion suchen wir an dieser Stelle jedoch vergebens.

Das Problem einer solchen Begründung ist, dass die sog. Signifikanz keine Aussage zur Effektstärke erlaubt. Es handelt sich dabei lediglich um eine Aussage zur statistischen Irrtumswahrscheinlichkeit.

---

[78] S3-Leitlinie Kolorektales Karzinom, 2019, S. 151.

Einfach ausgedrückt:

Eine hohe Signifikanz erhöht die Chance, dass ein in einer Studie gefundenes Ergebnis mit hoher Wahrscheinlichkeit korrekt ist. Das Signifikanzniveau ist daher schon wichtig, denn wir wollen uns ja nicht irren, wenn wir sagen, dass eine Chemotherapie das Rückfallrisiko bei Darmkrebs reduziert – keine Frage.

Aber denken wir an den Tamoxifen-Fall zurück, so wird deutlich, dass wir für eine Entscheidung für oder wider die nebenwirkungsreiche Chemotherapie den Mehrwert beziffern können sollten.

Wie groß ist der positive Effekt, den Sie sich über die Nebenwirkungen »erkaufen«?

Die Leitlinie beantwortet diese Frage hier nicht. Jedoch liefert sie uns die Quellenangaben zu den verwendeten Studien:

- 874. Dube, S., F. Heyen, and M. Jenicek, Adjuvant chemotherapy in colorectal carcinoma: results of a meta-analysis. Dis Colon Rectum, 1997. 40(1): p. 35-41.
- 875. Gill, S., et al., Pooled analysis of fluorouracil-based adjuvant therapy for stage II and III colon cancer: who benefits and by how much? J Clin Oncol, 2004. 22(10): p. 1797-806.
- 876. Efficacy of adjuvant fluorouracil and folinic acid in colon cancer. International Multicentre Pooled Analysis of Colon Cancer Trials (IMPACT) investigators. Lancet, 1995. 345(8955): p. 939-44.
- 877. Sargent, D.J., et al., A pooled analysis of adjuvant chemotherapy for resected colon cancer in elderly patients. N Engl J Med, 2001. 345(15): p. 1091-7.
- 878. Francini, G., et al., Folinic acid and 5-fluorouracil as adjuvant chemotherapy in colon cancer. Gastroenterology, 1994. 106(4): p. 899-906.
- 879. O'Connell, M.J., et al., Controlled trial of fluorouracil and low-dose leucovorin given for 6 months as postoperative adjuvant therapy for colon cancer. J Clin Oncol, 1997. 15(1): p. 246- 50.

Zunächst fällt ins Auge, dass die deutliche Empfehlung »pro Chemotherapie« der aktuellen S3-Leitlinie aus dem Jahr 2019 auf Studien aus den Jahren **1994 – 2004** beruht. Damit ist die Empfehlung streng genommen 15 Jahre alt und nicht so neu, wie es eine S3-Leitlinie in der aktuellen Fassung vermuten lassen würde.

Die Verwendung veralteter Studien sagt nichts darüber aus, ob die Informationen zwingend überholt sein müssen. Vielmehr deutet dies darauf hin, dass sich die Frage »Chemotherapie ja oder nein?« heutzutage überhaupt nicht mehr gestellt wird. Denn wären seit 2004 Studien durchgeführt worden, die diese Frage hätten klären sollen, so hätten sie in der S3-Leitlinie berücksichtigt werden müssen.

Gründe hierfür sind systemimmanent. Es geht in erster Linie um diie medizin-ethische und haftungsrechtliche Problematik, dass die Chemotherapie den Standard darstellt, der auch Studienteilnehmern nicht vorenthalten werden darf. Die Durchführung neuer Studien ist damit durch die Etablierung der damaligen Ergebnisse in der Versorgungsrealität nur schwer möglich. Allenfalls könnten »Therapieverweigerer« als Vergleichsgruppe dienen. Wir sprechen also nicht von einer Verschwörung - diesen Reflex kennt man in diesem Themenfeld nur zu gut - sondern von Systemwidrigkeiten, die es den Beteiligten schwermachen.

Die Leitlinie befasst sich in der Folge daher vielmehr mit der Frage, wie eine optimale Chemotherapie aussehen soll.

Schauen wir uns nun stellvertretend die Zahlen in der explizit in der Empfehlung erwähnten Studie von Gil et. al an, da es sich um die neuste verwendete Datengrundlage handelt:

Wie wir bereits wissen, wird beim Überleben von Krebspatienten das sog. 5-Jahres-Überlebensrate betrachtet. In der vorliegenden Studie stieg die Überlebenswahrscheinlichkeit um absolut 7% von 64% auf 71% an.

5 Jahre nach der Operation (Resektion des Darmkrebstumors) lebten somit noch 64% der Patienten, die keine Chemotherapie erhalten hatten, während in der Therapiegruppe noch 71% der Patienten lebten.

Fällt Ihnen etwas auf?

Richtig!

Die Autoren verwenden die absoluten Wahrscheinlichkeiten; relative Wahrscheinlichkeiten finden sich zwar ebenfalls im Text, aber lediglich als zusätzliche Angabe - vorbildlich!

Was für eine Erkenntnis haben wir aber nun gewonnen?

Wir können festhalten, dass Sie statistisch gesehen tatsächlich mit einem Mehrwert durch die Chemotherapie rechnen können, wenn Sie sich nach Ihrer Operation für diese entscheiden. Jedoch haben Sie nun zusätzlich die Möglichkeit zu bewerten, ob für Sie die Erhöhung um 7% (abs.) von einem bereits recht hohen Ausgangsniveau von

64% auf der einen und die Strapazen und Nebenwirkungen auf der anderen Seite einen guten Tauschhandel darstellt.

Doch nicht so schnell!

Bedenken Sie bitte noch Folgendes:

Die von Gil et al. zusammengefassten Studienergebnisse stammen allesamt aus den 90er Jahren. Dies bedeutet, dass sich der Mehrwert von 7% durch die Chemotherapie gegenüber der alleinigen Operation mit dem Operationsstandard der 90er Jahre ergeben hat.

Ich würde annehmen wollen, dass der medizinisch-technische Fortschritt inkl. der computergestützten Bildgebungsverfahren sich seitdem drastisch verbessert hat. Ob der Überlebensvorteil somit auch noch heute in diesem Ausmaß bestand hat, ist somit zumindest zweifelhaft. Aus bereits ausgeführten Gründen können wir es jedoch schlicht nicht testen.

Meine persönliche Einschätzung ist jedoch, dass der Mehrwert der Chemotherapie unterhalb der 7% liegen dürfte.

Alter

Aber wie sieht es mit dem Alter aus?

Die Leitlinie spricht zwar von stärkeren Nebenwirkungen bei älteren Patienten, weshalb das im Vergleich zu XELOX mildere FOLFOX verwendet werden soll, aber grundsätzlich wird die adjuvante Chemotherapie auch im Alter empfohlen.

»Die Hazard Ratio für eine adjuvante Therapie mit Oxaliplatin erreichte bei Patienten >69 Jahre 0,78 für das Gesamtüberleben, wohingegen die jüngeren Patienten mit einer HR von 0,62 einen deutlich höheren Benefit von der Oxaliplatin-haltigen Therapie hatten. Allerdings wiesen ältere Patienten eine höhere Rate an unerwünschten Nebenwirkungen auf. Vergleichbare Daten konnten in der NO16968 Studie eruiert werden. In einer explorativen Analyse war der Nutzen von XELOX gegenüber dem Vergleichsarm 5-FU/FA (Bolus-Regime) auch bei Patienten >69 Jahre (n= 409 von 1888) erhalten [865].«

- 865. Schmoll, H.J., et al., Capecitabine Plus Oxaliplatin Compared With Fluorouracil/Folinic Acid As Adjuvant Therapy for Stage III Colon Cancer: Final Results of the NO16968 Randomized Controlled Phase III Trial. J Clin Oncol, 2015. 33(32): p. 3733-40.

Auch hier suchen wir absolute Zahlen zunächst vergeblich. Wir erkennen lediglich, dass jüngere Patienten »stärker« von einer Chemotherapie profitieren (niedrigerer Hazard-Ratio-Wert). Ohne das absolute Risiko lässt sich jedoch nicht sagen, ob die Begründung der Leitlinie in Bezug auf den »deutlich höheren Benefit« wirklich so groß ist, wie es scheint.

Dieses Mal schauen wir jedoch nicht in die Originaldaten.

Warum?

Ich möchte auf etwas Anderes hinaus:

Ist die Frage, ob eine Chemotherapie im Alter ebenfalls erwogen werden sollte überhaupt die richtige?

Erinnern wir uns an die Nebenwirkungen, die als Spätfolgen auftreten und von medizinischen Studien grundsätzlich nicht erfasst werden.

Da insbesondere chemotherapieinduzierte Zweitmalignome Jahre brauchen, um gesundheits- bzw. lebensgefährdend zu werden, müsste die Frage doch eher lauten, ob die individuelle Nutzen-Risiko-Abwägung nicht für junge Menschen anders ausfallen könnte als für ältere Patienten. Es steht eine 7% höhere (vermutlich <7%) 5-Jahres-Überlebenswahrscheinlichkeit im Raum. Was nach diesen 5 Jahren geschieht, wissen wir nicht.

Bei einer durchschnittlichen Lebenserwartung in Deutschland von 80,64 Jahren im Jahr 2016 bedeutet dies für mich persönlich, dass ich diese Option ab ca. 70 Jahren definitiv ziehen würde, es aber für mich umso unsicherer wird, je weiter ich nach unten von diesem Alter abweiche. Denn Tumore wachsen im Alter deutlich langsamer. Die Wahrscheinlichkeit, dass ich an den Folgen eines Sekundärtumors leiden müsste, wären ab 70 Jahren weitaus geringer, als wenn ich mich in frühen Jahren für eine Chemotherapie entscheiden würde.

Meine persönliche Entscheidung - mit der ich leben könnte und würde - wäre damit klar:

Lieber eine engmaschige Kontrolle um mögliche Darmkrebsrezidive frühzeitig zu erkennen und zu operieren, als ein chemotherapieinduzierter Zweittumor an einer absolut unklaren Stelle im Körper, nach dem ich weder zielgerichtet suchen kann und der im schlimmsten Fall nicht operabel ist.

Die Ergebnisse sind ernüchternd, nicht wahr?

Kann das der Anspruch unserer Medizin sein?

Zunächst einmal soll eine Chemotherapie bei Darmkrebs das Überleben der Patienten sichern. Die Studien zeigen, dass sie zu diesem Ziel beiträgt. Eine Verschwörung oder gar systematische Vergiftung der Patienten liegt somit keineswegs vor, wenngleich dies Verschwörungstheoretiker gerne behaupten. Ich will diese Menschen keinesfalls unterstützen, indem ich Ihnen »Futter« gebe.

Das Problem ist vielmehr, dass sich niemand mehr die Mühe macht den tatsächlichen Mehrwert einer Chemotherapie zu betrachten und sich die richtigen Fragen zu stellen. Nicht alles was »etwas« bringt, sollte zwingend auch gemacht werden. Dabei geht es gar nicht primär um ökonomische Fragen – die Therapie wird ja i. d. R. von der solidarisch getragenen GKV finanziert – sondern um die Wahlfreiheit des Patienten. Denn Sie sind es, der die Nebenwirkungen im Zweifel ertragen muss. Ob dieser Tauschhandel für Sie persönlich ein guter sein kann, können Sie aber nur bei transparenter Aufklärung zu Nutzen und Risiko bewerten.

Hier sind zwingend die Ärzte in die Pflicht zu nehmen die Leitlinien kritischer zu lesen und dem Patienten verständlich zu übersetzen. Denn damit würde sich auch das haftungsrechtliche Problem der Ärzte mittelbar lösen. Zwar gilt grundsätzlich der sog. »Facharztstandard«, so dass ein Abweichen von der Standardbehandlung in der Versorgungsbreite oftmals mit dem Risiko einhergeht einen Behandlungsfehler zu begehen. Jedoch kann nach § 630a Abs. 2 BGB ein Abweichen vom Standard rechtssicher mit dem Patienten vereinbart werden.

Soll heißen:

Entscheidet sich der ordentlich aufgeklärte Patient gegen eine Chemotherapie, so hat auch der Arzt keine negativen (Rechts-)Folgen zu fürchten.

Der Patient, der nach einer solchen Aufklärung »alles machen möchte, was möglich ist«, um im Falle eines Rückfalls sich nicht fragen zu müssen, ob es vermeidbar gewesen wäre, kann sich in einem solchen Szenario auch problemlos für eine entsprechende Therapie entscheiden. Eine »Verknappung« der medizinischen Leistungen ergibt sich durch eine solche wirkliche Wahlfreiheit nicht. Lediglich wird jedem Patienten die Möglichkeit gegeben seine eigenen mündigen Entscheidungen zu treffen.

Herr Prof. Lauterbach von der SPD legt hier mit seinem Buch »Die Krebsindustrie: Wie eine Krankheit Deutschland erobert« bereits seit Längerem den Finger in die Wunde.

Doch leider ist an dieser Stelle nicht Schluss mit den »Beratung- bzw. Aufklärungsdefiziten«. Denn die Versorgungsrealität ist nicht schwarz-weiß.

Zwischen Chemotherapie und keiner Therapie liegt das Feld der Therapiealternativen oftmals völlig brach. Hierbei geht es keineswegs um esoterischen Hokuspokus, sondern um Optionen, die im Einzelfall alternativ oder ergänzend erwogen werden können.

Der Standard der evidenzbasierten Medizin muss auch für alternative Behandlungsmöglichkeiten gelten, um sich für eine Empfehlung zu qualifizieren. Und diese Evidenz existiert insbesondere für die Bewegungstherapie bei Krebserkrankungen, der wir uns in der Folge ausführlich widmen werden.

Es ist an der Zeit körperlicher Aktivität den Stellenwert in der Versorgung von (Darm-)Krebspatienten zukommen zu lassen, den sie nachgewiesenermaßen verdient.

«Radikale Reduktion der Komplexität»

1. Gute Entscheidungen bedürfen breiter, objektiver aber leicht verständlicher Information.
2. Relative Zahlen sind nicht relativ nützlich, sondern absolut irreführend. Denn relative Risikoreduktionen können einen Effekt größer aussehen lassen als er ist.
3. Lassen Sie sich Chancen und Risiken einer Therapieoption mittels absoluter Wahrscheinlichkeiten erklären. Wenn Ihr Arzt diese nicht kennt, soll er sich schlau machen.
4. Autoren von Leitlinien stellen sich oftmals in Bezug auf die Patienten die falschen Fragen. Stellen Sie sich die richtigen!
5. Statistik ist wichtig; die individuellen Lebensumstände sind wichtiger.
6. Chemotherapie ja oder nein?! Ihre Entscheidung!

Die Macht der Bewegung - Grundlagen

Bevor wir uns die positiven Wirkungen von körperlicher Aktivität und spezifischen Bewegungsprogrammen bei Darmkrebs ansehen, müssen wir uns zunächst noch einige Grundlagen der Bewegungstherapie aneignen. Denn es ist wichtig zu wissen worüber wir im Gesundheitssport sprechen.

Wer mein Buch »*Radikal Gesund | Episode 1 Das metabolische Syndrom*« bereits gelesen hat, kann diesen Abschnitt größtenteils überspringen. Wer nicht zu diesem Leserkreis gehört, dem lege ich die Lektüre dieses Kapitels jedoch ans Herz.

Auf der einen Seite geht es folgend um klare Abgrenzungen, um Missverständnissen vorzubeugen und auf der anderen Seite müssen wir einige Ungereimtheiten aufklären, die gerade im Gesundheitssport verbreitet sind. Denn beides gefährdet den Erfolg und die Sicherheit der Therapie mit Bewegung. Dies wäre insbesondere in Ihrem Fall nicht vertretbar. Ihre Erkrankung ist zu ernst, als dass man auf hartnäckige Mythen des Gesundheitssports hereinfallen sollte.

Das Problem ist, dass im Bereich Gesundheit, Fitness und Wellness jeder Alles zu wissen meint - egal ob Anfänger, Fortgeschrittener oder Trainer. Die Wahrheit ist allerdings vielmehr, dass zwar nicht alles was erzählt wird falsch ist, aber aufgrund fehlender Abgrenzungen zumeist viele Teilwahrheiten vermischt werden. Im Ergebnis ist Halbwissen leider sehr verbreitet, was in seiner Wirkung von gefährlich bis ineffizient reicht. Dies alles können wir bei einer schweren Erkrankung wie Darmkrebs nicht brauchen.

Sie als Betroffener wollen körperliche Aktivität nutzen, die Sie bei Ihrer Genesung unterstützt und Ihren Gesundheitszustand während der Therapie möglichst stabil hält. Dafür brauchen Sie ein gewisses Grundverständnis aus den Bereichen der Sport- und Trainingswissenschaften sowie eine fachmännische Anleitung zu Beginn Ihres Trainings. An der ersten Voraussetzung arbeiten wir nun.

Körperliche Aktivität

Die allgemeine körperliche Aktivität wird zumeist retrospektiv erfasst und in epidemiologischen Studien ausgewertet. Es handelt sich demnach um einen Begriff der zumeist in der (Bewegungs-) Forschung eingesetzt wird. Dort sollen die Zusammenhänge zwischen der regelmäßigen Bewegung und dem Nutzen für die Gesundheit identifiziert werden. Die körperliche Aktivität erfasst dabei zumeist alle energieverbrauchenden und den Ruheumsatz überschreitenden Bewegungsformen des Menschen.

Über diesen Weg lassen sich allerdings nur grobe Aussagen treffen bzw. Tendenzen erkennen, denn die Erfassung der Angaben zum Umfang der körperlichen Aktivität der Studienteilnehmer erfolgt i. d. R. über Fragebögen. Je weiter der Abfragezeitraum dabei in der Vergangenheit liegt, desto fragwürdiger ist die Genauigkeit der Angaben der Befragten.

So kann letztlich im Ergebnis solcher epidemiologischen Studien zur körperlichen Aktivität nur zwischen »Aktiveren« und eher »Inaktiveren« unterschieden werden, die dann unterschiedlich hohe Erkrankungsrisiken für verschiedene Krankheiten aufweisen. Aus solchen Studienergebnissen lassen sich dennoch wertvolle Informationen und Handlungsempfehlungen ableiten:

Generell ist ein aktiver Lebensstil als Erfolgsfaktor für die Prävention unterschiedlichster Krankheiten sowie zur Reduktion der Gesamtsterblichkeit anerkannt. Dies gilt insbesondere für die großen Volkskrankheiten. Auf diesen validen Erkenntnissen beruhen daher generelle Empfehlungen der WHO für Gesunde und Patienten ohne entsprechende Kontraindikationen - völlig unabhängig von einer spezifischen Erkrankung. Um Bewegung als Präventionsarzneimittel einzusetzen sind folgende Trainingsumfänge erforderlich:

Mind. 30min mäßig intensive Bewegung an 5 Tagen pro Woche, oder mind. 20 min intensive körperliche Betätigung an 3 Tagen pro Woche (=60-150min Ausdauertraining)

Mind. 2-3 Tage pro Woche zusätzliches Training zum Muskelaufbau und zur Steigerung der Muskelausdauert (= ca. 90-120min)

Die Empfehlungen der WHO vermitteln nur eine grobe Vorstellung von der tatsächlich benötigten Intensität und dem Umfang der körperlichen Aktivität. Beispielsweise müsste man zur Erfüllung der Vorgaben 5-mal die Woche 30 min zügig Spazieren gehen oder 3-mal die Woche 20 min joggen. (An dieser Stelle sei bereits angemerkt, dass die Trainingsfrequenz eine ebenso wichtige Rolle spielt, wie der Trainingsumfang. Einmal wöchentlich 60 min zu joggen wäre kein adäquater Ersatz für 2*30 min.)

Nicht zu vernachlässigen ist die Empfehlung der WHO zum Krafttraining. Diese ist im Vergleich zur Vorgabe für das Ausdauertraining noch recht neu, aber nicht weniger wichtig. Denn sie basiert auf einer Studie mit knapp 9.000 Probanden über einen Beobachtungszeitraum von fast 19 Jahren, bei denen gezeigt werden konnte, dass die Maximalkraft eng mit der Gesamtsterblichkeit, der kardiovaskulären sowie krebsspezifischen Sterblichkeit in inverser Beziehung steht[79]. Das bedeutet je stärker die Probanden waren, desto älter wurden sie auch. Dabei sind leicht einleuchtende Korrelationen zwischen der Kraft und der Selbständigkeit im Alter noch gar nicht berücksichtigt.

Inzwischen existieren auch weiterreichende Erkenntnisse zu Dosis-Wirkungs-Beziehungen von Bewegung und ihren gesundheitlichen Effekten. Im Bereich der körperlichen Aktivität hilft mehr tatsächlich mehr. Der zusätzliche Benefit flacht allerdings immer weiter ab.

Während 30 min Bewegung täglich die Sterblichkeit um 15% (moderat) - 40% (intensiv) senken, wird der Effekt bei 60 min auf ca. 22% bzw. 45% gesteigert[80]. Für die kardiovaskuläre Sterblichkeit sind die positiven Effekte sogar noch etwas stärker ausgeprägt.

Über diese Beobachtungen lässt sich auch die Überlegenheit von hoch-intensivem Intervalltraining (HIIT) im Vergleich zu klassischem Ausdauertraining erklären. Die intensiven Belastungen generieren in kürzerer Zeit höhere Effekte, jedoch wird auch erkennbar, dass sich die wesentlichen gesundheitsfördernden Effekte bereits im Gesundheits- bzw. Breitensport erzielen lassen. Hochleistungssport ist nicht erforderlich. Denn im Umkehrschluss bedeutet diese Erkenntnis, dass das größte Nutzen-Aufwand-Verhältnis beim Wechsel von Bewegungsarmut zu »etwas Bewegung« vorliegt.

---

79 Ruiz, in: BMJ, 2008.
80 Wen, in: Lancet, 2011.

Bis zu diesem Punkt kann man von Bewegung lediglich als »Präventionsmedikament« sprechen – so ähnlich wie die Verhütungspille.

Ich tue (nehme) etwas, um etwas Anderes (Bewegungsmangelerkrankung/Schwangerschaft) zu vermeiden.

Möchte ich körperliche Aktivität zur Behandlung/Heilung von Erkrankungen verwenden, müssen wir zielgerichteter vorgehen. Zu den erforderlichen Unterscheidungsmerkmalen kommen wir jetzt.

Bewegungstherapie und Gesundheitssport

»Sport ist Mord«

»kein Fleiß, kein Preis«

»Ich bin zu alt für Sport«

Es existieren viele solcher verallgemeinernden Redewendungen. Schaut man genauer hin, erkennt man, dass wir solche Aussagen weder generell bestätigen noch verneinen können.

Das Problem:

Was ist mit Sport genau gemeint?

Ab welchen Trainingsintensitäten sprechen wir von Sport?

Bis zu welchem Punkt handelt es sich lediglich um eine aktive Freieigestaltung?

Wie wird aus Bewegung Therapie?

Es wird deutlich, dass wir über Definitionen und Grundsätze sprechen müssen.

Alter schützt vor Training nicht

Grundsätzlich ist jeder Körper in jedem Zustand und Alter in gewissen Grenzen trainierbar. Es existiert schlicht keine Altersgrenze, um sich fit zu halten oder fit zu werden. Auch stellen Krankheiten selten eine Kontraindikation für Bewegung dar, wie wir noch sehen werden. Die meisten (Alters-)Erkrankungen stellen demnach keinen Hinderungsgrund für den gesundheitsorientierten Sport (sog. »Gesundheitssport«) dar. Im Gegenteil – das richtige Training kann zu Verbesserungen vieler Krankheitsbilder führen.

Ein gutes Beispiel für die Unbedenklichkeit vieler Bewegungsformen stellt der Ausdauersport dar. Er ist bei niedrigen Intensitäten in der Regel auch bei Menschen mit chronischen Erkrankungen jeden Alters uneingeschränkt empfehlenswert. Hierbei wirkt Bewegung aufgrund der metabolischen Abhängigkeiten vieler Erkrankungen immer zeitgleich gegen eine ganze Reihe von vorhandenen oder drohenden Krankheitsbildern. Auch bei schweren Erkrankungen wie Krebs kann Bewegung helfen. Dabei senkt aktiver Gesundheitssport nicht nur das Risiko an bestimmten Krebsformen zu erkranken. Vielmehr kann gezielte Bewegungstherapie erfolgreich in der Therapie und Nachsorge von Krebspatienten eingesetzt werden. Die richtigen Trainingsprogramme können hierbei die medizinische Therapie wirkungsvoller und verträglicher sowie die Rehabilitation kürzer werden lassen.

Absolvieren Sie also ein Trainingsprogramm zur Unterstützung Ihrer Darmkrebstherapie, so können Sie es aufgrund der metabolischen Effekte der Bewegung überhaupt nicht vermeiden, gleichzeitig Bluthochdruck oder Typ 2 Diabetes vorzubeugen oder zu bekämpfen.

Der Zweck bestimmt das Mittel

Der wesentliche Punkt für die Unterscheidung der in Frage kommenden Begrifflichkeiten ist die Zweckbestimmung der Bewegung.

Gesundheitssport meint Bewegungsformen, die mit dem Ziel eingesetzt werden, die allgemeine Gesundheit positiv zu beeinflussen. Dabei erkennen wir eine klare Abgrenzung zum klassischen Wettkampfsport. Denn »Sport« als Begriff stellt eine historisch-kulturell definierte Untergruppe der körperlichen Aktivität dar. Wettkampf, Leistung und/oder Spaß stehen im Vordergrund. Zum Erreichen der Wettkampfziele wird ebenfalls trainiert, allerdings sind die Trainingsziele hierbei harte Zahlen in Metern, Sekunden, Gewicht, etc. (je nachdem um welche Sportart es geht). Das Erreichen von Gesundheitszielen steht hierbei weniger Fokus. Im Gegenteil kann Leistungssport unabhängig vom höheren Verletzungsrisiko durchaus als »Raubbau« am Körper gesehen werden. Dies zeigt sich regelmäßig an Spitzensportlern, die ihre Karrieren aus gesundheitlichen Gründen frühzeitig beenden müssen.

Zwar ist »Sport ist Mord« übertrieben, aber bezogen auf den Leistungssport kippt somit oftmals tatsächlich das Verhältnis zwischen den positiven und den negativen Effekten der Bewegung.

Ganz anders verhält es sich im gesundheitsorientieren Sport. Hier werden Maximalbelastungen ausdrücklich gemieden. Dies bedeutet nicht, dass im Gesundheitssport keine Belastungen zu absolvieren wären. Höhere Trainingsintensitäten im Ausdauerbereich und beim Krafttraining können je nach Erkrankung und Zielsetzung noch wirkungsvoller sein als moderates Training, doch Belastung und Überlastung sind ein großer Unterschied.

Die Belastungsbereiche sind grundsätzlich relativ zu sehen, da sie sich individuell unterscheiden. Das Training sollte deshalb auf die persönlichen Voraussetzungen angepasst sein. Insbesondere eine sportärztliche Untersuchung ist für (Wieder-)Einsteiger daher absolut empfehlenswert. Auch die regelmäßige Trainingsanpassung durch einen erfahrenen Trainer/Therapeuten hilft bei der Vermeidung von Überlastungen.

Bei dieser fachmännischen Anleitung handelt es sich um ein weiteres Merkmal des Gesundheitssports. Gerade Ein- und Wiedereinsteiger im Gesundheitssport sollten zu Beginn Wert auf eine qualifizierte Betreuung legen.

Gute Trainer achten nicht nur auf den Trainingserfolg, sondern auch die Sicherheit beim Training. Es wäre m. E. fahrlässig als Anfänger hierauf zu verzichten. Selbst erfahrene Sportler lassen sich neue Trainingsinhalte und -übungen fachmännisch erklären und vorzeigen. Erst wenn die Ausführung der Übungen beherrscht wird, kann der Fachmann zeitweise entbehrlich werden.

In Abgrenzung zum Gesundheitssport nutzt die Bewegungstherapie als unterstützende (supportive) Maßnahme die körperliche Aktivität zielgerichtet gegen zuvor diagnostizierte Erkrankungen. Über Art, Umfang und Intensität definierte Maßnahmen dienen der Beeinflussung des körperlichen Zustands, um Schädigungen bzw. Funktionsverluste zu korrigieren oder vorzubeugen.

Hauptziele des Trainings sind die Wiederherstellung der Leistungsfähigkeit, vorzugsweise durch moderates Ausdauertraining sowie leichtes Muskel- und Koordinationstraining. Somit wird durch Bewegungstherapie aus körperlicher Aktivität zielgerichtetes Training mit gesundheitsspezifischen Trainingszielen – Therapie eben.

Sprechen wir in der Folge somit über Möglichkeiten Ihre Darmkrebserkrankung durch Bewegung zu beeinflussen, so haben wir es nicht mit »Sport« zu tun. Sobald Ihnen das Klar ist, schwinden eigene Vorbehalte und Sorgen Ihrer Angehörigen.

Primär werden wir sehen, wie körperliche Aktivität in der zielgerichteten Bewegungstherapie auf Ihre Erkrankung zugeschnitten werden kann, um Sie zu fordern, ohne Sie zu überlasten. Hinzu kommen Informationen, wie sie Gesundheitssport – also ein allgemein hohes Aktivitätsniveau – einsetzen können, um insbesondere sekundärpräventive Effekte für sich nutzbar zu machen.

Während wir die Wirksamkeit der Maßnahmen später im Detail betrachten, möchte ich bereits an dieser Stelle einen kurzen Gedanken zum Wirkmechanismus platzieren:

Die systematische Erhöhung der Gesamtaktivität stellt in Kombination mit einer verminderten Nahrungsaufnahme (Kalorienrestriktion) das »Gegenmittel« gegen die hyperkalorisch bedingte positive Energiebilanz dar. Damit wird der Gewichtszunahme und der Steigerung des (Bauch-)Fettanteils aktiv entgegengewirkt.

Die Frage warum viel Bewegung somit gegen die (Wieder-) Erkrankungswahrscheinlichkeit von Darmkrebs wirkt, ist somit leicht zu beantworten:

Bekämpfen wir das Übergewicht bzw. das Fett, so reduzieren wir einen der auslösenden Faktoren des Darmkrebses.

Metabolische Äquivalente (MET)

Das sog. »metabolische Äquivalent« ist ein Maß für den Ruheumsatz eines Menschen im Verhältnis zu seinem Körpergewicht. Eine andere Definition bezeichnet 1 MET als einen Energieverbrauch von 4,2kJ (1kcal) je Kilogramm Körpergewicht pro Stunde. Es geht also um den persönlichen Energieumsatz in Ruhelage.

Wir benötigen diese Information um die Bewegung messbar und vergleichbar zu machen. Denn Bewegungsformen und -intensitäten gibt es viele. Erst die Umrechnung in MET macht Bewegung(senergie) unterschiedlicher Menschen vergleichbar.

Erst durch die Herstellung dieser Vergleichbarkeit wird die Austauschbarkeit von langen niedrigintensiven und kurzen intensiven Bewegungseinheiten verständlich. Denn am Ende des Tages geht es insbesondere im Gesundheitssport um die umgesetzte (verbrauchte) Energie, und die schwankt abhängig von der Bewegungsform und der Intensität mit der sie ausgeübt wird.

Wenn Sie also wissen welche Aktivität wie viel MET verbraucht, werden Sie in der Ausgestaltung Ihres Trainings weitaus flexibler. Sie müssten nicht alle 2 Tage Fahrradfahren, sondern könnten Fahrrad, Laufschuhe und Schwimmbrille regelmäßig gegeneinander eintauschen. Wichtig ist lediglich, dass der Energieverbrauch in Summe ausreichend hoch bleibt. Auch wäre es somit kein Problem, falls Sie also aufgrund akut anfallender Gartenarbeit den Badminton-Kurs ausfallen lassen müssten; sitzen Sie jedoch stattdessen auf der Couch, läuft etwas falsch.

Als kleine Hilfe habe ich Ihnen eine Übersicht zu bestimmten Bewegungsformen und ihrem Energieverbrauch zusammengestellt:

Ruheumsatz = 1 MET
Langsames Gehen, Sitzende Tätigkeit = ca. 1,5 MET
Zügiges Gehen = ca. 3-6 MET
Hausarbeit, Badminton, Fahrradfahren = ca. 3-6 MET
Bergsteigen, Jogging, Fußball, Schwimmen = >6 MET

Weitere Übersichten zu Alltags- und Bewegungsaktivitäten und ihrem Energieverbrauch finden Sie unter:
http://www.pharmakotherapieberatung.de/met

Bewegung als Medikament

Wir haben bereits gesehen, dass aus metabolischer Sicht vornehmlich der Energieumsatz entscheidend ist, um positive Effekte auf die Gesundheit erzielen zu können - nicht die Bewegungsform.

Wollen wir die Bewegung(-therapie) zielgerichtet einsetzen, so sollten wir diese Therapieform jedoch wie ein Medikament betrachten. Nur so lassen sich gewisse Beobachtungen und Behauptungen sinnvoll erklären bzw. entkräften.

Indikationsgerechter Einsatz

Die indikationsgerechte Bewegungstherapie nutzt die körperliche Aktivität zielgerichtet, um ein bestimmtes Gesundheitsziel zu erreichen. Dabei ist jede Maßnahme gegen eine konkrete gesundheitliche Einschränkung gerichtet. Hier sprechen wir demnach nicht mehr von Prävention, sondern von Therapie.

Bewegung kann dabei in erster Linie als Ergänzung zur medizinischen Therapie eingesetzt werden. Dabei soll i. d. R. eine bessere Einstellung – z. B. von Blutwerten - auf ärztliche Vorgaben ermöglichen werden. Eine medizinische Maßnahme kann dadurch jedoch im Idealfall auch gänzlich überflüssig werden. Dies kann insbesondere in Bezug auf die Arzneimittelgabe bei Stoffwechselerkrankungen erreicht werden. Denn wer die Ursache »Bewegungsmangel« behebt, muss sich um die Symptome nicht mehr kümmern.

Ähnlich einem Arzneimittel müssen zu diesem Zweck Indikation, Dosis, Stärke, Intervall, etc. für die bewegungstherapeutische Maßnahme klar definiert und auf die Erkrankung zugeschnitten sein, um zum gewünschten Erfolg führen zu können. Denn ebenso wie ein Blutdrucksenker bei noch so hoher Dosierung keinen Blutzucker positiv beeinflussen kann, so können Situps keine geeignete Trainingstherapie für einen frisch operierten Patienten mit Darmkrebs sein. Aussagen, dass Bewegung nicht hilft, rühren oftmals eben aus dieser Richtung.

»Habe ich probiert, bringt nichts!«

So oder so ähnlich wird dann oftmals behauptet.

Bewegung ist nicht Bewegung, sondern definierte bewegungstherapeutische Ansätze helfen gegen definierte Erkrankungen, so wie für bestimmte Krankheiten zugelassene Erkrankungen gegen eben diese helfen. Sich einfach mehr zu bewegen hilft zwar in der Prävention - und ist auch in der Therapie definitiv besser als Nichts -, aber soll das Potenzial voll genutzt werden, müssen dieselben Maßstäbe für Bewegungsintervention und Arzneimitteltherapie angesetzt werden.

Der Gleichbehandlungsgrundsatz zwischen Bewegung und Arzneimitteltherapie muss auch für die Therapietreue (sog. »Compliance«) gelten. Sowie Arzt und Patient sich auf eine regelmäßige Arzneimitteleinnahme verständigen, weil diese zumeist nur bei regelmäßiger Dauereinnahme wirken kann, so sind auch akute Effekte der Bewegung nach einigen Wochen des Trainingsausfalls nicht mehr nachweisbar. Regelmäßigkeit ist daher auch hier oberstes Gebot.

Erfreulich ist allerdings, dass der nachhaltige Einfluss auf das Sterblichkeitsrisiko der körperlichen Aktivität auch erhalten bleibt, wenn man die regelmäßige Aktivität einstellt. Hier zeigt sich ein Vorteil von Bewegung gegenüber den meisten Arzneimitteln. Für diese sind solche Effekte bisher nicht nachgewiesen.

Man kann sich sein Aktivitätsniveau wie eine Einzahlung auf ein (sicheres) Bankkonto vorstellen. Wenn man nichts abhebt – z. B. durch schwere Gesundheitsverstöße wie regelmäßigen Alkoholkonsum – bleibt der Effekt aufgrund epigenetischer Veränderungen über Jahre erhalten[81].

Arzneimittel	Körperliches Training	Beispiel
Indikation	Indikation	Typ-II-Diabetes
Wirkstoff	Bewegungsform	Krafttraining
Wirkstärke	Intensität	80% des 1-rm
Dosierung	Umfang	3 Sätze á 8-12 Wdh
Dosisintervall	Trainingsfrequenz	3 mal wöchentlich
Schwellendosis	**Trainingswirksamer Reiz**	muskuläre Erschöpfung
Kontraindikationen	*(relative) Kontraindikationen*	unkontrollierte Hypertonie
Nebenwirkungen	*(erwünschte) Nebenwirkungen*	verbessertes Lipidprofil

Abbildung 3 - Sport als Medikament; (1-rm = one-repetition-maximum = maximale (Kraft-)Leistungsfähigkeit für eine Wiederholung, Wdh = Wiederholungen).

Abbildung 3 zeigt eine genaue Gegenüberstellung der relevanten Faktoren, die als Grundbedingung für ein erfolgreiches Training und eine erfolgreiche Arzneimitteltherapie anzusehen sind. Interessant sind insbesondere die auf den ersten Blick nicht eindeutigen Entsprechungen.

---

[81] Bloch, in: Deutsche Zeitschrift für Sportmedizin, 2016.

Die Trainingsintensität hat sein Pendant in der Wirkstärke eines Arzneimittels bzw. Wirkstoffs. Damit einhergehend korrelieren auch der sog. »trainingswirksame Reiz« bzw. die minimale Wirkdosis.

Man kann es sich so vorstellen:

Der Muskel verlangt einen Trainingsreiz, der über jenem Reizniveau liegt, welches er im Schongang zu leisten im Stande ist. Nur das Überschreiten dieser Schwelle bringt ihn aus der sog. »Homöostase« und regt den Körper zu Anpassungen an, die in der Folge die Leistung verbessern. Denn dieser Anpassungsvorgang kostet Energie und die will unser Körper evolutionstheoretisch grundsätzlich sparen, weil Nahrung als Energiequelle in unserer Geschichte immer ein knappes Gut gewesen ist.

Je besser allerdings der Trainingszustand wird, desto höher liegt diese Reizschwelle, so dass die Leistungszunahme endlich ist und immer intensiveren Trainings bedürfte.

In der Praxis sind viele (unnötige) Frustrationen von Patienten über ausbleibender Trainingserfolge auf das Problem unterschwelliger Trainingsreize zurückzuführen. Dies wird insbesondere am Beispiel des Krafttrainings deutlich:

I. d. R. erhalten die Patienten Vorgaben zur Einstellung der Trainingsgeräte, des Trainingsgewichtes sowie zur angestrebten Wiederholungszahl. Dieser Wiederholungsbereich steht allerdings gedanklich lediglich für eine Zeitspanne in der sich der Muskel unter Zugspannung befinden soll (sog. »time-under-tension«, kurz: TUT). Maßgeblich für den Erfolg sind somit die Zeit und der Trainingswiderstand.

Viel zu oft lässt sich jedoch beobachten, dass die Bewegungsausführung beim Training sehr schnell erfolgt und die Übung mit Erreichen des anvisierten Wiederholungsbereiches beendet wird, ohne dass sich eine muskuläre Erschöpfung eingestellt hätte. In meiner Trainerlaufbahn habe ich Dinge beobachtet, bei denen man kaum hinsehen mochte.

Teilweise wurden die Gewichte auf die Brust fallen gelassen, um durch den Federschwung des zusammengestauchten Brustkorbes möglichst wenig Muskelkraft zum erneuten Hochdrücken verwenden zu müssen. Einmal abgesehen von dem Verletzungsrisiko wird der Trainingseffekt für den Muskel damit auf ein Minimum reduziert.

Ein solches Training ist natürlich völlig ineffektiv (und gefährlich), denn ein Trainer gibt eine Wiederholungszahl vor, weil sich aus der Kombination mit der Dauer einer Wiederholung bei sauberer Ausführungsgeschwindigkeit (Regelfall im Gesundheitssport ist 2 Sekunden drücken – 0 Sekunden halten – 2 Sekunden zurück) die gewünschte time under tension ergibt, auf die die Empfehlungen abzielen. Denn diese ist ein wesentlicher Parameter für

Muskelwachstum, da der Körper diese Zugspannung indirekt über die Muskelfaserverletzungen ebenfalls erkennt.

Merken Sie sich bitte:

Wiederholungen sind eine trainingstechnische Vereinfachung, die Ihnen das Training mit der Stoppuhr ersparen soll. Grundbedingung ist - bereits aus Gründen der Verletzungsprävention - immer eine ordentliche Übungsausführung. Anderenfalls ist die mechanische Belastung des Muskels im Ergebnis zu kurz und unterschwellig, weshalb ein trainingswirksamer Reiz wahrscheinlich nicht erreicht wurde.

Weiterhin bedürfen trainingswirksame Reize aufgrund der »Superkompensations-Theorie« einer gewissen Trainingsfrequenz. Die Trainingsbelastung senkt das Leistungsniveau des Muskels zunächst während der Regenerationsphase ab, um nach Abschluss der muskulären Regeneration ein verbessertes Leistungsvermögen aufzuweisen (sog. »Superkompensation«). Idealerweise erfolgt in diesem Zeitfenster die nächste Trainingseinheit. Anderenfalls werden Anpassungspotenziale verschenkt und der Trainingserfolg gefährdet, da das muskuläre Leistungsniveau bei ausbleibenden Trainingsreizen wieder auf das Ursprungsniveau abfällt.

Bei Arzneimitteln gibt es ebenfalls eine solche Minimaldosis als Entsprechung zum trainingswirksamen Reiz. Unterhalb dieser Schwelle kann der Wirkstoff nicht genügend Rezeptoren ansprechen und es kommt schlicht nicht zu einer (merklichen) Wirkung.

Das Problem notwendiger Dosissteigerungen ist ebenfalls ein analoges Thema in Trainings- und Arzneimitteltherapie. Eventuell kennen Sie dieses Phänomen von Schmerzmitteln, insbesondere starken Schmerzmitteln wie Opioiden.

Der Grund für die notwendigen Dosis- oder Wirkstärkensteigerungen sind Gewöhnungseffekte. Immer höhere Wirkstoffkonzentrationen werden benötigt, um einen der vorherigen Einnahme vergleichbaren Effekt zu erzielen.

Beim Bewegungstraining gibt es ähnliche Effekte, die sich auf unterschiedlichen Ebenen abspielen. Am Beispiel des Joggings auf der Lieblingsstrecke wird dies deutlich:

Bei den ersten Läufen finden Sie die Strecke noch anstrengend und fordernd. Sie sind im Anschluss erschöpft.

Von Woche zu Woche fällt das Absolvieren der immer selben Runde merklich leichter - was natürlich auch Sinn und Zweck des Trainings ist.

Aber warum passiert das?

Erstens ist Ihre Ausdauerleistungsfähigkeit im Vergleich zu den Zeiten vor dem regelmäßigen Training verbessert (sehr gut!) und zweitens haben sich Ihr Gehirn und Ihre Muskulatur an die Belastung angepasst. Das bedeutet, dass der Kopf die erforderliche Bewegung nun effektiver steuert – Sie laufen »runder« und damit ökonomischer.

Ein weiterer Aspekt ist, dass sich der Muskel morphologisch an die Belastungen angepasst hat. Ganz konkret wurden stark energieverbrauchende Muskelzellen ab- und energiesparsame Muskelzellen aufbaut.

Im Ergebnis verbrauchen Sie für dieselbe Trainingseinheit (gleiche Strecke und Dauer) immer weniger Energie und die Homöostase des Körpers wird nicht länger ausreichend gestört. Mangels trainingswirksamen Reizes stagniert der Trainingsfortschritt; lediglich das aktuelle Leistungsniveau wird gehalten.

Nebenwirkungen

Nebenwirkung ist ein Begriff, der klassisch der Arzneimitteltherapie entstammt. Wir haben uns die genauen Definitionen bereits im Kapitel NEBENWIRKUNGEN DER CHEMOTHERAPIE angesehen. Für die Bewegungstherapie kann man es kurz und deutlich machen:

Unter Beachtung der relevanten Kontraindikationen und korrekter Indikationsstellung existieren praktisch keine unerwünschten Nebenwirkungen körperlicher Aktivität bzw. der Bewegungstherapie!

Natürlich können Verletzungen bei der Ausübung körperlichen Trainings auftreten, jedoch sind diese im Bereich des Gesundheitssportes oder der Trainingstherapie i. d. R. eher auf ungeeignete Übungen, eine falsche Ausführung oder eine Überlastung zurückzuführen.

Phänomene wie ein chronisches Übertrainingssyndrom sind bei korrekter Dosierung ohnehin nicht zu erwarten. Auch würden wir uns im Falle des Übertrainings nicht mit einer unerwünschten Nebenwirkung, sondern mit einem nicht bestimmungsgemäßen Gebrauch der Bewegungstherapie beschäftigen müssen - im übertragenen Sinne. Denn die Grenzen des Gesundheitssports wurden in diesem Fall nicht eingehalten.

Vielmehr muss man im Bereich des Gesundheitssports von **erwünschten** Nebenwirkungen sprechen. Denn Bewegung und körperliche Aktivität sind im Prinzip als ganzheitlich wirkende Komplexarzneimittel anzusehen. Sie bewirken grundsätzlich eine Vielzahl von morphologischen und metabolischen Anpassungsprozessen (vgl. Abb. 4). Ohne solche Nebeneffekte müsste wir nach Gustav Kuschinsky die grundsätzliche Wirksamkeit von körperlicher Aktivität stark in Frage stellen.

Die Verfolgung eines Trainingsziels, wie der Steigerung der Leistungsfähigkeit, wird immer auch mit Anpassungen der metabolischen Prozesse im Körper einhergehen, um die Energiebereitstellung im Leistungsfall zu verbessern. Damit einhergehend verändern sich die Blutwerte und die Immunreaktionen des Körpers.

Alles geht Hand in Hand und ist mit allem verbunden.

Deswegen MÜSSEN Arzneimittel IMMER Nebenwirkungen haben und Bewegung wird neben der adressierten Hauptwirkung zumeist positive Nebeneffekte auslösen.

Paramater		MET/Woche	Paramater	
Gewicht	↓	>20	Thrombozytenaggregation	↓
Bauchumfang	↓	>20	Viskosität des Blutes	↑
Blutdruck	↓	>11	Endotheliale Funktion	↑
Blutzucker	↓	>20	Entzündungsreaktionen	↓
Cholesterin	↓	>11	Gefäßverkalkung	↓
HDL	↑	>20	Stresshormone	↓
LDL	↓	>20	Immunabwehr	↑
Triglyceride	↓	>11	Etc.	

Abbildung 4 - Auswahl erwünschter Nebenwirkungen körperlicher Aktivität und erforderlicher Energieumsatz (eigene Darstellung nach Di Loreta et al. 2005)

An dieser Stelle bleibt festzuhalten, dass körperliche Aktivität keine Nebenwirkungen im klassischen Sinne hervorrufen kann. Vielmehr hilft die Vorstellung von einer Vielzahl trainingsinduzierter erwünschter Wirkungen nebeneinander.

Vorsicht ist allerdings bei höheren Belastungsintensitäten geboten. Wenngleich die Effektivität von hochintensivem Training (HIT) im Vergleich zu niedrigen Intensitäten z. B. in Bezug auf die Steigerung der kardiorespiratorischen Leistungsfähigkeit deutlich höher ist, steigt hierbei auch die Wahrscheinlichkeit der subjektiven Überlastung oder von kardiologischen Ereignissen. Solche Trainingsprotokolle sollten im Gesundheitssport – wenn überhaupt - nur unter der Verantwortung eines Sportmediziners durchgeführt werden. Sie eigenen sich nicht für den (Anfänger-)Patienten unter eigenverantwortlichem Training.

Kontraindikationen

Kontraindikationen sind per Definition Umstände, die die Anwendung eines bestimmten Medikaments oder einer an sich zweckmäßigen therapeutischen Maßnahme ausschließen. Man spricht auch von Gegenanzeigen, die lediglich im Ausnahmefall (sog. »medizinisch begründeter Einzelfall«) durch den Arzt im Rahmen seiner Therapiehoheit ignoriert werden dürfen. Anderenfalls wäre die Nichtbeachtung von Kontraindikationen grundsätzlich als Behandlungsfehler zu klassifizieren.

Absolute Kontraindikationen für körperliche Aktivität bzw. die Bewegungstherapie sind sehr selten. Hierzu zählen beispielsweise die Thrombozytopenie, ein drohender Infarkt bzw. Präinfarktsyndrom, eine manifeste medikamentös nicht beherrschte Herzinsuffizienz, eine ausgeprägte Psychopathie bzw. starkes Suchtverhalten oder zerebrales Krampfleiden. Auch ein akuter fiebriger Infekt wäre als absolute Kontraindikation zu sehen. Eben diese Kontraindikationen gelten im Übrigen auch für Darmkrebspatienten mit oder ohne chemotherapeutische Behandlung.

Viel häufiger sind relative Kontraindikationen beim Einsatz körperlicher Aktivität zu finden. Das bedeutet, dass gewisse Vorkehrungen getroffen werden müssen, um aus einer vermeintlichen Gegenanzeige eine risikominimierte Indikation für Bewegung zu machen. So machte beispielsweise das intensive Ausdauertraining mit Darmkrebspatienten unter Chemotherapie in unserer damaligen Studie eine kardiologische Untersuchung und -überwachung vor und während der durchgeführten Leistungstests erforderlich.

Auch erscheint es leicht nachvollziehbar, dass bestimmte Übungen bei bestimmten anatomischen Einschränkungen ungeeignet sein können. So wäre das Joggen mit einer beidseitigen Arthritis in den Kniegelenken ebenso eine schlechte Idee, wie die bereits angesprochenen Situps bei Darmkrebspatienten kurz nach der Operation.

Besonders geeignet hingegen sind für Darmkrebspatienten Ausdauersportarten, wie Laufen, Schwimmen oder Radfahren, da ruckartige Bewegungen vermieden werden[82]. Trotzdem existieren auch erste Studien mit Krafttraining als sichere Intervention[83]. Schweres Heben und starke Belastungen sind jedoch auch hierbei solange zu vermeiden, wie die Wundheilung nach der Operation nicht abgeschlossen ist. Dies gilt im Besonderen bei Patienten mit künstlichem Darmausgang.

---

[82] Baumann, in: Bewegungstherapie und Sport bei Krebs: Leitfaden für die Praxis, 2008.

[83] Lin, in: Cancer Nurs., 2013.

Ausgeschlossen werden können die relativen Kontraindikationen körperlicher Aktivität grundsätzlich durch eine sportärztliche Untersuchung. Diese ist in bewegungstherapeutischen Studien inzwischen Standard, kann aber auch durch den geneigten Patienten eigenständig – inzwischen von vielen Krankenkassen bezuschusst – in Anspruch genommen werden.

Der Sportmediziner kann exakt feststellen, welche Bewegungsform bei welcher Intensität angeraten ist. Dies dient nicht nur der Sicherheit der Intervention, sondern kann zeitgleich als Basiswert für eine effektive Trainingsplanung und -steuerung genutzt werden.

Risikofaktoren, die eine sportärztliche Untersuchung in jedem Fall begründen, sind:

Alter >35 Jahre
>5 Jahre kein Sport
Rauchen
Bewegungsmangel
Fettstoffwechselstörung
Diabetes mellitus
Bluthochdruck
Übergewicht
Herzkrankheiten in der Familie
Gerinnungsstörungen des Blutes
Rauchen + hormonelle Kontrazeption (Verhütungspille)

Die grundsätzliche Frage lautet somit eigentlich nicht was Sie alles nicht dürfen, sondern aus welchen Trainingsformen Sie auswählen können. Es sind die Möglichkeiten zu betrachten, nicht die Stoppschilder. Dies gilt auch für Sie als Darmkrebspatient.

Gleiche Bewertungsmaßstäbe

Der letzte Schritt um Bewegungstherapie objektiv bewerten und so mit Arzneimitteltherapien vergleichen zu können, ist der nüchterne Ergebnisvergleich auf Studienebene. Wenn ich mich für eine Sache entscheiden soll, möchte ich wissen, was ich für mein Geld, den Aufwand oder die eingegangenen Risiken bekomme.

Wie eine solche Bewertung in der Praxis ablaufen kann, haben wir im Kontext der chemotherapeutischen Behandlung von Darmkrebs im Kapitel KRITIK AN DER MEDIZINISCHEN THERAPIE ausführlich behandelt.

Zur Erinnerung:

Im Bereich der Medizin hat sich zur Lösung dieses Problems die sog. Nutzen-Risiko-Bewertung etabliert. Sie geht vereinfacht ausgedrückt davon aus, dass der Nutzen durch den Therapie- bzw. Heilerfolg abgebildet wird, den man sich aus (Kassen-)Patientensicht über das Erleiden von Nebenwirkungen einkauft (Preis). Denn den tatsächlichen monetären Preis des Arzneimittels zahlt man allenfalls indirekt und nicht unmittelbar spürbar über die Krankenkassenbeiträge.

Der Idealzustand einer Arzneimitteltherapie unter Kosten-Nutzen-Betrachtung wäre demnach ein hoher Nutzen bei gleichzeitiger Nebenwirkungsfreiheit, was es im Bereich der Arzneimitteltherapie bekanntlich kaum geben kann – wir erinnern uns an Herrn Kuschinsky.

Vielmehr genügt uns im Arzneimittelrecht folgende Näherung:

Wir unterstellen über das bestandene Zulassungsverfahren der Arzneimittel ein positives Nutzen-Risiko-Verhältnis. Denn sowohl Qualität als auch Wirksamkeit eines Wirkstoffs müssen in diesem Verfahren mit Hilfe von Zulassungsstudien nachgewiesen werden. Sobald das Gegenteil bewiesen wird, werden die betroffenen Wirkstoffe regelhaft vom Markt genommen oder strengeren Auflagen unterworfen. Somit muss bei jedem verfügbaren Arzneimittel mindestens das Verhältnis zugunsten des Nutzens ≥ »Null« sein.

Übertragen wir dieses Nutzen-Risiko-Prinzip nun auf die körperliche Aktivität:

Wir haben bereits festgehalten, dass die Bewegungstherapie praktisch keine unerwünschten Nebenwirkungen kennt. Damit sind die Mindestkriterien eines ausreichenden Nutzen-Risiko-Verhältnisses bereits per Definition erfüllt. Im schlimmsten – nur in der Theorie bestehen – Fall gäbe es keinen Nutzen und keine Nebenwirkungen. Ausgehend von dieser Überlegung erhöht jeder zusätzliche Nutzen das positive Verhältnis überproportional, denn auf der Nebenwirkungsseite kommt – unter Einhaltung der Grundsätze indikationsgerechten Trainings - nichts hinzu.

Der logische Schluss der Übertragung der Bewertungsmaßstäbe der Arzneimitteltherapie auf die Bewegungstherapie ist, dass körperliche Aktivität eine überragende Nutzen-Risiko-Relation aufweist, die insbesondere durch Arzneimitteltherapien per Definition nicht geschlagen werden kann.

Hinzu kommt, dass bis heute kein Medikament erfunden ist, welches dieselben positiven und vielfältigen Wirkungen auf den menschlichen Organismus ausübt - Stichwort: erwünschte Nebenwirkungen - wie es die körperliche Aktivität zu leisten im Stande ist.

Wie also passt da ins Bild überhaupt darüber nachzudenken körperliche Aktivität nicht als obligatorischen Therapieschritt anzugehen?

Das ist Ihnen zu abstrakt und theoretisch?

Kein Problem!

Sie wissen nun alles, was Sie wissen müssen, um körperliches Training grundsätzlich für Ihre Gesundheit einsetzen zu können. Auch können Sie bereits jetzt aktiv Darmkrebs(rückfall)prävention betreiben.

Widmen wir uns nun also der Frage was genau die Forschung Ihnen speziell als Ergänzung der Behandlung Ihrer Darmkrebserkrankung empfehlen kann.

«Radikale Reduktion der Komplexität»

1. Körperliche Aktivität schützt vor Krankheiten, hält uns fit und lässt uns länger leben.
2. Je mehr und intensiver das Training desto größer sind die gesundheitlichen Effekte, aber jeder Schritt zählt!
3. Im Gesundheitssport und bei der Bewegungstherapie stehen Gesundheitsziele im Vordergrund.
4. Wollen wir Bewegung als Medikament einsetzen, müssen wir sie auch als solches betrachten; indikationsgerechter Einsatz, konsequente Therapietreue und ausreichende »Dosen« sind die Zauberworte.
5. Schummeln beim Training bringt nichts und ist gefährlich!
6. Gesundheitssport kennt nur erwünschte Nebenwirkungen.
7. Es existieren kaum Kontraindikationen in Bezug auf körperliche Aktivität. Insbesondere das Alter ist keine Ausrede.
8. Das Nutzen-Risiko-Verhältnis von Bewegung ist unschlagbar!

Körperliche Aktivität bei Darmkrebs

Nachdem wir inzwischen alle notwendigen Informationen zur Krankheit(-sentstehung) Darmkrebs und die Probleme der medizinischen Therapie sowie die notwendigen sportwissenschaftlichen Definitionen kennen, können wir uns mit der »Macht der Bewegung« mit speziellem Bezug zu Ihrer Erkrankung beschäftigen!

Doch ich möchte mit einigen Eingangsfragen als Denkanstoß beginnen:

Warum wird das Potenzial der Bewegung als Therapie häufig von Ärzten/Heilpraktikern/Apothekern und Patient unterschätzt?

Oder wird die Arzneimitteltherapie vielleicht nur vergleichsweise überschätzt?

Diese Fragen können wir uns inzwischen recht gut selbst beantworten. Auf der einen Seite haben wir die fehlende Vergleichbarkeit der Therapieoptionen und die statistischen Schwächen in der Aufklärung obendrein.

Auf der anderen Seite kommt einfach niemand mehr auf die Idee, dass es sich bei der Chemotherapie um eine »Entweder-oder-Frage« handeln könnte. So stehen uns in der Folge auch nur die Studienergebnisse zur Verfügung bei denen körperliche Aktivität als Ergänzung zur medizinischen Therapie eingesetzt wurde. Doch auch darauf können wir aufbauen. Denn der Regelfall dürfte sein, dass Sie sich für die medizinische Standardtherapie entscheiden. Somit zeigt Ihnen das folgende Kapitel auf, wie Sie diese sinnvoll durch Bewegung unterstützen können.

Sollten Sie sich gegen eine Chemotherapie entscheiden, so taugen die folgenden Ergebnisse jedenfalls Ihnen eine Option aufzuzeigen, deren positive Effekte zwar mangels entsprechender Studien nicht wissenschaftlich belegt, jedoch als absolut kausal zu betrachten sind. Aufgrund der Tatsache, dass Nebenwirkungen nicht zu erwarten sind, gehen Sie kein Risiko durch ein hohes Maß an körperlicher Aktivität bzw. zielgerichtete Bewegungstherapie ein. Eine Entscheidung gegen die Chemotherapie jedoch hierauf zu stützen wäre fahrlässig.

Der Ablauf sollte wie folgt sein:

1. Wägen Sie pro und contra der Chemotherapie für sich ab.
2. Treffen Sie eine Entscheidung für oder wider die Chemotherapie.
3. Nutzen Sie Bewegungstherapie um die Wirkung der Chemotherapie zu verbessern und sie (v)erträglicher zu machen oder
4. um auch ohne Chemotherapie gegen eine Rückkehr des Darmkrebses zu kämpfen.

Diese Gedanken zeigen, dass wir uns in der Onkologie bereits weiterentwickelt haben. Der Ausgangspunkt war in der Vergangenheit ein gänzlich anderer.

Nachdem die Entwicklung in der Onkologie lange durch medizinische Bedenken gebremst wurde, ist die Bewegungstherapie in Prävention, Rehabilitation und Nachsorge von Krebserkrankungen inzwischen ein fester Bestandteil der Versorgungsrealität. Im Bereich der Akuttherapie gewinnt sie zunehmend an Bedeutung[84]. Diese Entwicklung galt für das kolorektale Karzinom bisher lediglich in abgeschwächter Form.

Bis zu unserer Sportstudie mit Darmkrebspatienten an der Sporthochschule Köln (von mir betreut zwischen 2011 und 2014) existierten nur wenige bewegungstherapeutische Interventionsstudien während der Chemotherapie, auf die sich konkrete Empfehlungen zu Bewegungsprogrammen hätten stützen können[85].

Lediglich für die Rehabilitation existieren evidente Empfehlungen, die den Erfolg von Bewegungsprogrammen auch bei Darmkrebs zeigten[86]. Auf Grund dieser bescheidenen Datenlage wurde damals zumeist auf Praxiserfahrungen und Expertenwissen zurückgegriffen.

In der Akutphase der Erkrankung bzw. ihrer Behandlung waren niedrige Belastungsintensitäten (50 - 75% der maximalen Herzfrequenz), zumeist im Ausdauertrainingsbereich, bevorzugt. Dies liegt deutlich unter den typischen Trainingsintensitäten für ein klassisches und forderndes Ausdauertraining (ca. 85%).

Die Hauptziele des Trainings in der Nachsorge waren die Wiederherstellung der Leistungsfähigkeit, vorzugsweise durch moderates Ausdauertraining sowie leichtes Muskel- und Koordinationstraining.

Wir konnten bereits 2014 zeigen, dass diese Empfehlungen heute überholt sind. Auch Darmkrebspatienten sind belastbar und können von den positiven Effekten eines intensiveren Trainings profitieren.

[84] Baumann, in: Bewegungstherapie und Sport bei Krebs: Leitfaden für die Praxis□, 2008.
[85] Demark-Wahnefried, in: J. Clin. Oncol., 2006.
[86] Spence, in: BMC Cancer, 2007.

Wirksamkeit körperlicher Aktivität

Erkrankungs- und Rezidivrisiko

Über den Zusammenhang von körperlicher Aktivität und der allgemeinen Krebsmortalität sowie Gesamtmortalität hatten wir bereits gesprochen. Darüber hinaus konnten ebenfalls positive Effekte auf das Kolonkarzinomrisiko in Querschnittsstudien und prospektiven Kohortenstudien nachgewiesen werden. Die Effekte variieren zwischen den Geschlechtern und betroffenen Darmabschnitten. Jedoch ist generell ein höheres Maß an regelmäßiger Bewegung mit einer geringeren Anzahl an Kolonpolypen und einem um bis zu 30% geringeren Erkrankungsrisiko assoziiert. Als Mindestmaß für diesen Effekt sind 30 - 60 min tägliche moderate körperliche Aktivität beschrieben[87],[88],[89]. Weiterhin wurde eine umgekehrte Beziehung für die Karzinommortalität und die Trainingsdauer in Studien aufgezeigt. Dies bedeutet, dass auch für Darmkrebspatienten zu gelten scheint:

»Je mehr, desto besser«

Bewegung schützt statistisch gesehen somit vor Darmkrebs. Daran kann es keinen Zweifel geben. Aufgrund der Abwesenheit unerwünschter Nebenwirkungen ist die Angabe einer relativen Risikoreduktion für diese Aussage völlig ausreichend. Denn das Wissen um »einen« positiven Einfluss inklusive der erwünschten Nebenwirkungen auf andere Erkrankungen, unsere Fitness und das Gesamtüberleben machen solche Diskussionen an dieser Stelle eigentlich überflüssig. Dennoch erwähnte ich meine bereits meinen Grundsatz, dass jegliche Therapie den gleichen wissenschaftlichen Standards entsprechen muss. Dies gebietet die Herstellung der Vergleichbarkeit.

Mit den gelernten Methoden lassen sich die absoluten Zahlen leicht berechnen:

Die Erkrankungshäufigkeit (Inzidenz) für Darmkrebs liegt in Deutschland geschlechts- und altersübergreifend bei ca. 72 Fällen pro 100.000 Einwohner[90]. Reduzieren wir diese Fallzahl um 30%, so verbleiben ca. 50 Darmkrebsneuerkrankungen. Die Bewegung hätte also im Ergebnis alle 100.000 Menschen fitter werden lassen und vor anderen insbesondere Herz-Kreislauf-Erkrankungen geschützt sowie 22 von ihnen vor Darmkrebs bewahrt.

Im Gegensatz dazu ist Inaktivität bereits als allgemeiner und auch darmkrebsspezifischer Gesundheitsrisikofaktor anerkannt. Für Sie als Patient besonders wichtig zu verstehen ist, dass dies nicht nur im

---

[87] Halle, in: Dtsch. Arztebl. Int., 2009.
[88] Kirkegaard, in BMJ, 2010.
[89] Wolin, in: Br. J. Cancer, 2011.
[90] Benecke, in: TK-Broschüre Darmkrebs-Früherkennung, 2019.

Bereich der Primärprävention gilt. Zwar meinen wir, wenn wir von Prävention sprechen, i. d. R. die Primärprävention, sprich die Vermeidung der Ersterkrankung, jedoch existiert daneben die sog. Tertiärprävention. Dabei geht es um die Frage, wie eine Wiedererkrankung - hier das Darmkrebsrezidiv - vermieden werden kann.

In diesem Zusammenhang konnte eine inverse Beziehung zwischen körperlicher Aktivität von mindestens 3h die Woche und dem Rezidivrisiko mit einer relativen Effektivität um bis zu 61 % nachgewiesen werden[91].

Wie groß ist dieser Effekt nun einzuschätzen?

Wagen wir den Vergleich mit der der Chemotherapie:

Die bereits oftmals angesprochene S-3-Leitlinie für Darmkrebs referenziert u. a. auf die Analyse von Gil et al[92] aus dem Jahr 2004. Die Originalpublikation attestiert der Chemotherapie hier eine Erhöhung des erkrankungsfreien Überlebens auf 67% im Vergleich zur Vergleichsgruppe ohne Therapie mit 55%, wie wir bereits wissen.

Die absolute Wahrscheinlichkeit, dass der Darmkrebs nach einer Operation - Operationsstandard der 90er - zurückkehrt, lag wurden im Studienkollektiv der Bewegungsstudien von 45% auf 33% reduziert. Die entspricht einer absoluten Senkung des Risikos um 12% (rel. 27%).

Ausgehend von diesem Zahlen ist die tertiärpräventive Wirkung körperliche Aktivität beinahe identisch ausgeprägt, wie die der (alleinigen) Chemotherapie.

Der Vollständigkeit halber und damit keine Missverständnisse entstehen:

Die Studie von Meyerhardt hatte Patienten eingeschlossen, die gemäß der Standardtherapie (Operation und Chemotherapie) behandelt wurden. Die Ergebnisse sind somit keinesfalls dazu geeignet zu behaupten, dass eine Chemotherapie überflüssig sei, da Bewegung gleichermaßen effektiv wäre.

Vielmehr zeigen die Ergebnisse, dass es sich um synergistische Effekte handelt. Denn Patienten die zunächst die Chemotherapie erhielten, reduzierten ihr Rezidivrisiko und verstärken diesen Effekt mit Hilfe der regelmäßigen körperlichen Aktivität weiter!

Wie groß der Effekt der Bewegung ohne vorherige Chemotherapie wäre, lässt sich nicht seriös abschätzen. Dennoch sollte von einer grundsätzlichen Reduzierung des Rezidivrisikos ausgegangen werden können.

---

[91] Meyerhardt, in: J. Clin. Oncol. 2006.

[92] Gill, in: J. Clin. Oncol., 2004.

Im Ergebnis können wir festhalten, dass bereits eine unspezifische Erhöhung der körperlichen Aktivität das Rückfallrisiko bei Darmkrebs deutlich senkt. Wir haben damit einen Hebel identifiziert, für dessen Betätigung Sie - mit Ausnahme der immer empfohlenen sportärztlichen Untersuchung - keine Anleitung/Hilfe von Dritten benötigen.

Einfluss auf ausgewählte Parameter

Während die Effekte unspezifischer körperliche Aktivität insbesondere auf das Rizidivrisiko bei Darmkrebs durchaus gut erforscht waren, war dieses Bild für die Wirkung der gezielten Bewegungstherapie damals sehr unscharf. Im Gegensatz zu anderen Krebsentitäten existierten bis zu unserer Studie nur wenige bewegungstherapeutische Interventionsstudien, die sich mit den Auswirkungen gezielter körperliche Aktivität auf krankheits- und therapiebedingte Effekte speziell für Darmkrebspatienten beschäftigt hatten. Während dort neben leistungsfördernden Aspekten, wie der Zunahme von Muskelmasse, Kraft, muskulärer Kapillarisierung und verbesserter kardiovaskulärer Funktion, positive Auswirkungen auf psychischer Ebene gezeigt werden konnten, blieb ein möglicher Benefit für Darmkrebsüberlebende weitgehend ungeklärt[93]. Lediglich erste Ansätze waren inzwischen identifiziert.

Tabelle 7 fasst die Einflüsse bewegungstherapeutischer Maßnahmen beim kolorektalen Karzinom zusammen. Basierend hierauf hatten wir unsere Studie aufgebaut, um die Ansätze zu überprüfen und zu optimieren.

---

[93] Dimeo, in: Krebs und Sport, 2006.

Parameter	Intervention	Ergebnis
körperliche Leistungsfähigkeit, Lebensqualität	Ausdauer/Flexibilität 16 Wochen während Chemotherapie Heimtraining	Verbindung zwischen gesteigerter Leistungsfähigkeit und erhöhter Lebensqualität[94]
Aktivitäts-niveau, Lebensqualität	Kraft/Ausdauer 12 Wochen während Chemotherapie	gesteigertes Aktivitätsniveau, erhöhte Lebensqualität[95]
Tumor-assoziierte Fatigue, Lebensqualität	retrospektive Erfassung des Aktivitätsniveaus während und nach der Therapie	reduzierte Fatigue[96], erhöhte Lebensqualität[97]
Tumor-assoziierte Fatigue	Krafttraining post - op	reduzierte Fatigue[98]
oxidativer Stress	nicht genauer definierte Bewegungstherapie	reduzierte DNA - Schäden, lokal erhöhte antioxidative Kapazität[99]

Tabelle 7 - Darstellung der Einflüsse körperlicher Aktivität und bewegungstherapeutischer Maßnahmen auf ausgewählte chemotherapieabhängige Parameter bei Darmkrebspatienten.

[94] Courneya, in: Eur. J. Cancer Care, 2003.
[95] Lin, Cancer Nurs., 2013.
[96] Lynch, in: J. Clin. Oncol., 2008.
[97] Peddle, in: Dis. Colon Rectum. 2008.
[98] Houborgin: Scand. J. Surg., 2006.
[99] Allgayer, in: Scand. J. Gastroenterol., 2008.

Die hier vorgestellten Ergebnisse halfen in der Versorgungsrealität lange wenig weiter. Zu heterogen waren die Trainingsprogramme, um die gemessenen Effekte miteinander vergleichen und bewerten zu können. Dies war einer der Gründe für unsere bewegungstherapeutische Studie[100] zu der wir nun kommen.

Die durchgeführte Studie stellte nach damaligem Stand die erste kontrollierte bewegungstherapeutische Interventionsstudie während der gesamten Dauer der ambulanten sechsmonatigen Chemotherapie bei Darmkrebspatienten dar.

Allen Zweiflern und Bedenkenträgern zum Trotz konnten wir anhand des Studienverlaufs die Machbarkeit und Verträglichkeit der intensiven Trainingstherapie in der durchgeführten Form als integralen Bestandteil der medizinischen Standardtherapie nachweisen. Die Intervention war trotz des unstrittigen Aufwandes für das medizinische Personal und die Patienten problemlos zu betreuen bzw. zu absolvieren.

Im Ergebnis lieferte unsere Studie zudem ein evaluiertes Trainingsprotokoll, dessen Durchführung seinen positiven Nutzen für Darmkrebspatienten unter ambulanter Chemotherapie unmittelbar nachweisen konnte. Sollten Sie sich dafür entscheiden ein Bewegungsprogramm zur Unterstützung Ihrer Genesung zu beginnen, so bietet ihnen das folgende Training somit eine wissenschaftlich belegte Erfolgswahrscheinlichkeit.

Training, Training, Training

Als wir das Trainingsprotokoll entwickelten, zeigten Daten von Interventionsstudien mit Brustkrebspatienten eine Überlegenheit von kurzem (20 - 30 min) hochfrequenten (fünfmal pro Woche) Ausdauertraining im Vergleich mit anderen Bewegungsinterventionen sowohl in Bezug auf die Steigerung bzw. dem Erhalt der Leistungsfähigkeit wie auch zur Reduzierung der Fatigue - Symptomatik[101],[102]. In Erwartung diese Ergebnisse auf Darmkrebspatienten übertragen zu können, haben wir ein vergleichbares Trainingsprogramm konzipiert.

Um unser Bewegungsprogramm möglichst in den krankheitsspezifischen Therapieablauf der Patienten und der onkologischen Praxen zu integrieren, wurde eine Intervention auf dem Fahrradergometer gewählt. Der apparative Aufwand sollte so gering wie möglich gehalten werden, dabei sollte jedoch die Sicherheit durch die medizinische Überwachungsmöglichkeit nicht verloren gehen. So boten wir ein regelmäßiges Training direkt in den

[100] CoAktiv-Studie.
[101] Baumann, in: Zeitschrift für Komplementärmedizin, 2009.
[102] Daley, in: J. Clin. Oncol. 2007.

teilnehmenden onkologischen Schwerpunktpraxen oder auf unserer eigenen Trainingsfläche in der Uniklinik Köln (Onkologische Trainingstherapie; kurz: OTT) an. Der Interventionszeitraum umfasste dabei sechs Monate, entsprechend der leitliniengetreuen Chemotherapie.

Bevor es für die Patienten losgehen konnte, führten wir modifizierte sportärztliche Untersuchungen durch. Die für Darmkrebspatienten angepassten Tests dienten der Sicherheit, dass die Teilnehmer trainingstauglich waren und bildeten den Ausgangspunkt in Bezug auf die Leistungsfähigkeit.

Die Trainingseinheiten selbst wurden zweimal wöchentlich unter Supervision durch einen Sportwissenschaftler/Trainer und unter kontrollierten Bedingungen auf einem Fahrradergometer durchgeführt. Zusätzlich sollten drei Einheiten eines frei wählbaren Ausdauertrainings bei moderater Belastung jeweils in Eigenregie vom Probanden zu Hause absolviert werden. An den Tagen der eigentlichen Applikation der Chemotherapie war jedoch »trainingsfrei«.

Nach einer Eingewöhnungszeit von zehn Trainingseinheiten, um sich auf das Ausdauertraining einstellen zu können, trainierten die Probanden für 25 min bei 70 - 75% des persönlichen, in der Eingangstestung ermittelten, VO_{2max} - Wertes. Dies entspricht einer Belastung für ein forderndes Grundlagenausdauertraining bei Gesunden zur Verbesserung der aerob/anaeroben Kapazität und Leistungsfähigkeit.

Ein Abbruch der Chemotherapie führte zum Abbruch der Intervention und zum Ausschluss aus der Studie (Dropout). Der Wechsel des Behandlungsarms war nicht vorgesehen.

Es fanden sich somit mehrere Hypothesen in dem konzipierten Trainingsprotokoll:

1. Darmkrebspatienten sind in Bezug auf Ausdauertraining ebenso belastbar wie Gesunde.
2. Intensivere Trainingseinheiten generieren auch bei Darmkrebs ein höheres Maß an positiven Effekten.

Dass sich dieses Protokoll als machbar erwiesen hat, habe ich bereits vorweggenommen. Darmkrebspatienten sind belastbar und somit fordernden Trainingseinheiten zugänglich.

Das Trainingsprotokoll im Detail

Phase I – Aufwärmphase

Die Probanden trainierten für drei Minuten mit ≤ 50 % Ihrer empfohlenen Trainingswattbelastung.

Phase II - Aufwärmphase 2

Die Belastung wurde innerhalb von einer Minute bis auf die individuell vorgegebene Trainingswattbelastung gesteigert.

Phase III – Trainingsphase

In der Trainingsphase absolvierten die Probanden 25 min in ihrer im Basisleistungstest individuell ermittelten Leistungsstufe. Das subjektive Belastungsempfinden sollte dabei als moderat bis anstrengend beschrieben werden.

Phase IV – Abwärmphase

In der Abwärmphase wurde die Belastung allmählich heruntergesetzt und der Proband konnte die Erholungsphase beginnen.

Zusätzlich zu diesem kontrollierten Training absolvierten die Probanden ein Heimtrainingsprogramm. Die selbständig zu organisierenden Trainingseinheiten zu mindestens je 15 min sollten anhand von Vorgaben zur Herzfrequenz (60 - 70% Hf_{max}) bei subjektiv empfundener moderater Intensität in der jeweiligen präferierten Ausdauersportart durchgeführt werden. Empfohlen wurden den Patienten zu Beginn der Studie Walking oder Nordic Walking.

Die Trainingssteuerung während der sechsmonatigen Intervention fand anhand von regelmäßigen Herzfrequenzkontrollen und subjektiv empfundener Belastung statt. Dies sollte ein effektives, progressives Training gewährleisten.

Krankheits- oder organisatorisch bedingte Ausfälle von Trainingseinheiten mussten nicht nachgeholt werden. Das Training endete mit der abgeschlossenen Chemotherapie. Trotz der Schwere der Erkrankung und den bekannten Nebenwirkungen der Chemotherapie war das Ziel, dass 70% der geplanten Trainingseinheiten mindestens absolviert werden sollten, um für die Auswertung berücksichtigt werden zu können. Die Kontrollgruppe erhielt keine spezifischen Bewegungsvorgaben. Es wurde lediglich zu moderater, regelmäßiger körperlicher Aktivität geraten.

Gegen alle Zweifler

Insgesamt kamen im Zeitraum zwischen Studienbeginn im September 2010 und Juli 2014 unzählige Kontaktaufnahmen der Studienkoordination mit potenziellen Probanden zu Stande. Das Interesse war groß, was nicht zuletzt an den kooperierenden Arztpraxen lag. Diese wirkten als grandiose Multiplikatoren, da sie wie wir von dem Training überzeugt waren.

Konnte interessierten Patienten eine Teilnahme nicht ermöglicht werden, so lag dies in der Regel an den engen Vorgaben des Studiendesigns. Deren Einhaltung war jedoch aus Sicherheitsgründen – wir sprechen von einer chemotherapiebegleitenden Sportmaßnahme, welche bei konservativen Ärzten damals durchaus kritisch gesehen wurde - und aufgrund der zu gewährleistenden wissenschaftlichen Qualität erforderlich.

Einigen Patienten konnte so eine Teilnahme letztlich nicht ermöglicht werden. Die Gründe sind auch nach heutigen Maßstäben noch einleuchtend:

Auffälligkeiten im Herzechokardiogramm als Teil der sportmedizinischen Untersuchung sprechen noch heute gegen eine zu hohe sportliche Belastung. Somit konnte die Freigabe durch den Studienarzt nicht erfolgen. Gleiches galt für einen unkontrollierten Bluthochdruck.

Manchmal sprachen jedoch schlichtweg organisatorische Gründe gegen eine Studienteilnahme. So war teilweise das Zeitfenster zwischen Kontaktaufnahme und Chemotherapiebeginn für eine Eingangsuntersuchung zu kurz oder die Patienten haben sich letztlich doch gegen eine adjuvante Chemotherapie entschieden. Gerade letzteres ist nach meinem Dafürhalten ja eine Option die zwar Mut erfordert, aber letztlich jedem zugestanden werden sollte. Nur deshalb betreibe ich eine so transparente Aufklärung in diesem Buch.

Teilweise schreckten die Patienten jedoch auch vor den hohen Trainingsbelastungen bzw. dem damit verbundenen organisatorischen Aufwand zurück. Sie hatten nach der Studienaufklärung kein Interesse mehr.

Während einer Studie ist es normal, dass Teilnehmer aus einer Studie auch ausscheiden können (sog. Dropouts). Dies kann unterschiedlichste Gründe haben und galt auch für unsere Studie. Die freiwillig anzugebenen Gründe waren starke Nebenwirkungen der Chemotherapie, zu hoher Aufwand durch die regelmäßige Teilnahme am Training bzw. den Untersuchungen oder eine starke psychische Belastung. Wenige Probanden gaben keine Gründe für das Ausscheiden aus der Studie an. Alle verbliebenen Patienten lieferten auswertbare Daten, die wir in der Folge genauer betrachten.

Anhand der Trainingsdokumentation konnte für die Trainingsgruppe eine Teilnahmequote von mindestens 70% der geplanten Trainingseinheiten festgestellt werden. Es gab somit trotz Chemotherapie eine sehr regelmäßige Teilnahme. Hauptgründe für versäumte Trainingseinheiten waren kurzfristige, zumeist erkältungsbedingte Erkrankungen, akute Nebenwirkungen der Chemotherapie oder terminliche Engpässe der Probanden. Hieraus ließ sich eine hohe Adhärenz und gute Umsetzbarkeit im medizinischen Setting ableiten. Jedenfalls war und ist die Behandlung von Darmkrebs kein Grund für eine übertriebene Schonung. Denn die Machbarkeit und Zumutbarkeit war an diesem Punkt bereits bewiesen.

Insbesondere die individuelle und persönliche Betreuung könnte hierfür ein entscheidender Faktor gewesen sein. Die Umsetzung eines geplanten Trainingsprogramms war durch die Beziehung zwischen Patient und Therapeut sowie einer empfundenen Verpflichtung zur Termineinhaltung, einem selbständigen Training in Bezug auf die Compliance überlegen. Es macht einfach einen Unterschied, ob man weiß, dass jemand auf Sie wartet, oder ob es niemanden interessiert, ob Sie trainieren oder nicht.

Ich kann Ihnen daher nur eine gewisse Verbindlichkeit ans Herz legen, sollten Sie sich für ein Training entscheiden. Dabei müssen Sie nicht zwingend einen Trainer an Ihrer Seite haben. Es kann auch die regelmäßige Verabredung mit Verwandten/Bekannten/Freunden sein, die Sie zum Training trotz einen »schlechten Tages« motivieren. Letztlich liegt es allerdings an jedem selbst sein Training durchzuziehen.

Aber wie sah es mit den erhofften positiven Effekten insbesondere auf die chemotherapiebedingten Nebenwirkungen aus?

Leistungsfähigkeit

Die kardiorespiratorische Leistungsfähigkeit wurde in unserer Studie auf dem Fahrradergometer anhand eines modifizierten und für onkologische Patienten etablierten WHO - Stufentests ermittelt. Dies geschah jeweils bei der Eingangstestung (6-8 Wochen nach der Operation) und nach Abschluss der Intervention (Ende Chemotherapie). Zur Untersuchung der Auswirkungen des sechsmonatigen, kontrollierten Ausdauertrainingsprogramms auf die kardiorespiratorische Ausdauerleistungsfähigkeit wurde somit ein sog. »Vorher-Nachher-Vergleich« der auf dem Fahrradergometer erfassten VO_{2max}-Werte angestellt.

Wir erhofften uns die Abmilderung der typischen Leistungseinbußen, denen sich Darmkrebspatienten durch die Chemotherapie ausgesetzt sehen.

Die Ergebnisse waren dann allerdings mehr als beeindruckend. Denn die Leistungsfähigkeit der Trainingsgruppe wurde nicht nur stabilisiert, sie wurde stark verbessert.

Darmkrebspatienten unter ambulanter Chemotherapie waren leistungsfördernd im Ausdauerbereich trainierbar!

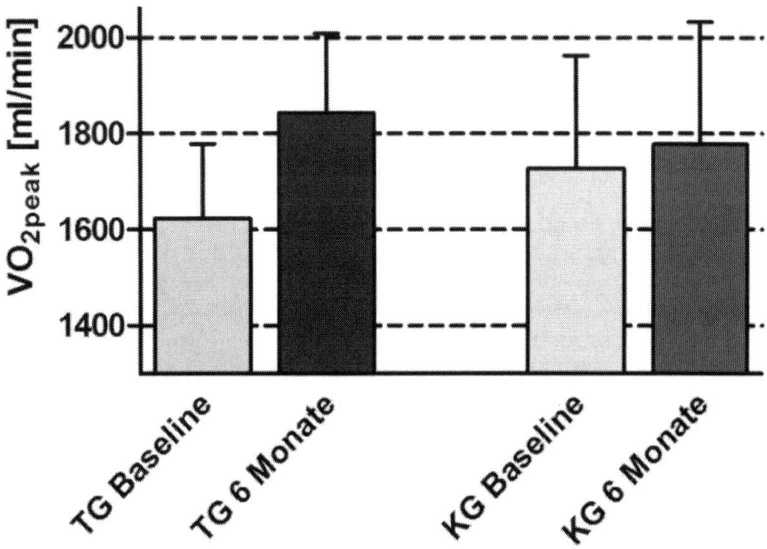

Abbildung 5 - grafische Darstellung ermittelten VO_{2max} – Werte der Trainingsgruppe (TG; n = 22) gegenüber der Kontrollgruppe (KG; n = 11) zwischen Eingangstestung (T0) und Abschlusstestung (T2) (*$p < 0.05$ versus Baseline)

Die Ausgangsmesswerte der kardiorespiratorischen Leistungsfähigkeit entsprachen der für Darmkrebspatienten veröffentlichten Größenordnung von ca. 22 ml/min/kg nach der Operation und lagen damit erwartungsgemäß unter den Werten für eine gesunde Vergleichsgruppe (Frauen: ca. 35 ml/min/kg; Männer: ca. 40 ml/min/kg).

Verbesserungen der VO_{2max}-Werte zeigten sich in beiden Gruppen im Verlauf der therapiebegleitenden Studie. Wenngleich die Verbesserungen in der Kontrollgruppe im Gegensatz zur Trainingsgruppe gering und nicht signifikant waren, erschien dies zunächst unerwartet. Denn die kardiorespiratorische Leistungsfähigkeit onkologischer Patienten wird in der Literatur als durch die Chemotherapie nachhaltig negativ beeinflusst beschrieben.

Unter Berücksichtigung der Gewichtszunahme in beiden Gruppen während der Studie vermochten jedoch die gemessenen Ergebnisse für die auf das Körpergewicht bezogene (sog. relative) kardiorespiratorische Leistungsfähigkeit die Literaturergebnisse und Erwartungen zu bestätigen. Denn während der erhöhte BMI in der TG mit einer Leistungssteigerung einherging, verlor die KG an kardiovaskulärer Leistung.

Es wurde damit deutlich, dass die Gewichtszunahme der Trainingsgruppe hauptsächlich durch leistungssteigernde Muskulatur ausgelöst worden sein musste, während die Kontrollgruppe Fettmasse zugenommen hatte. Der Nettoeffekt war damit für die Kontrollgruppe negativ, denn mehr Gewicht erfordert mehr Leistung, um dieses Gewicht zu bewegen. Eben jene Leistungssteigerung erfolgte jedoch nicht.

Die Trainingsgruppe wies nach Abschluss der Intervention eine 15 - 18 % höhere relative kardiorespiratorische Leistungsfähigkeit auf als die Kontrolle. Die Leistungsfähigkeit der Darmkrebspatienten unter ambulanter Chemotherapie ließ sich somit durch das therapiebegleitende, standardisierte und kontrollierte Ausdauertrainingsprogramm der vorliegenden Studie nicht nur erhalten, sondern klinisch relevant verbessern, während für die Fitness in der Kontrollgruppe Einbußen festzustellen waren.

Zur Erinnerung:

Die kardiorespiratorische Ausdauerleistungsfähigkeit als sportwissenschaftlicher Goldstandard zur Beurteilung der Fitness, gilt als entscheidender Indikator der Rezidiv- und Mortalitätsrate onkologischer Patienten. Dieser Zusammenhang wurde auch für Darmkrebspatienten im Speziellen nachgewiesen, jedoch sind insbesondere durch die Chemotherapie reduzierte VO_{2max}-Werte eine mögliche Konsequenz der medizinischen Therapie. Eben dies hat auch unsere Eingangstestung gezeigt. Die gezeigte Abmilderung dieser Nebenwirkung kann die Prognose für Darmkrebspatienten somit potenziell deutlich verbessern.

Was man wissen muss, ist, dass wir in der Trainingsgruppe aufgrund unsere Datenerhebungen eine höhere »Sporterfahrung« finden konnten als in der Kontrollgruppe. Dies ist insofern relevant, als dass physiologische Anpassungsreserven bei Trainierten geringer ausfallen als bei Untrainierten. Das leuchtet ein, denn ein Spitzensportler hat im Vergleich zum Anfänger weniger »Luft nach oben«.

Auf Grund der geringen potenziellen Leistungszuwächse bereits aktiver und leistungsfähiger Probanden bei gleichem Trainingsumfang, könnten die gemessenen positiven Effekte in der Realität somit noch stärker als in der vorliegenden Studie ausfallen. Menschen mit weniger »Bewegungsaffinität« in ihrer Vorgeschichte müssten überproportional profitieren.

Aktivitätsniveau

Von Interesse für die damalige Studie war auch der Einfluss der betreuten Sportintervention auf das Aktivitätsniveau der Probanden. Dieser Parameter ist mit multiplem gesundheitlichem Nutzen verbunden und gewinnt in der Onkologie zunehmend an Bedeutung. Dies liegt nicht zuletzt an der deutlichen Unterschreitung der allgemeinen Empfehlungen der Fachgesellschaften wie der American Herat Association zur körperlichen Aktivität in Folge der Krebsdiagnose und der onkologischen Therapie der Patienten. Sich negativ verstärkende Effekte aus abnehmender Leistungsfähigkeit und vermindertem Aktivitätsniveau führen zu einer schlechteren Prognose der Patienten in Bezug auf Rezidive und das Überleben, wie wir bereits wissen.

Erfasst wurde das Aktivitätsniveau über den als valide geltenden Freiburger Fragebogen zur körperlichen Aktivität. Dabei wurde auf gleiche zeitliche Abläufe im Untersuchungssetting und räumliche Voraussetzungen geachtet, um die Bedingungen konstant zu halten. Nichtsdestotrotz hat die Erhebung durch die subjektive Interpretation der Fragen durch den Patienten eine wissenschaftlich eigeschränkte Aussagekraft. Insbesondere intuitiv getätigte, heuristische Vergleiche könnten zu Verzerrungen geführt haben. Denn wer aus einem eher aktiven Umfeld stammt, wird seine eigene Aktivität eher als gering einschätzen, während jemand der von »Sportmuffeln« umgeben ist, sich bereits für sehr aktiv halten wird, wenn er zweimal pro Woche spazieren geht.

Für diese Vermutung sprechen auch die Ergebnisse unserer Studie. Die Kontrollgruppe fühlte sich umso aktiver, je weniger sie körperlich aktiv war. Diese schlechte Selbsteinschätzung könnte allerdings einen weiteren möglichen Erklärungsansatz für das niedrige Aktivitätsniveau onkologischer Patienten darstellen, da sich die Patienten altersgemäß und vor dem Hintergrund ihrer krankheits- bzw. therapiebedingt empfundenen Schwäche für ausreichend aktiv halten.

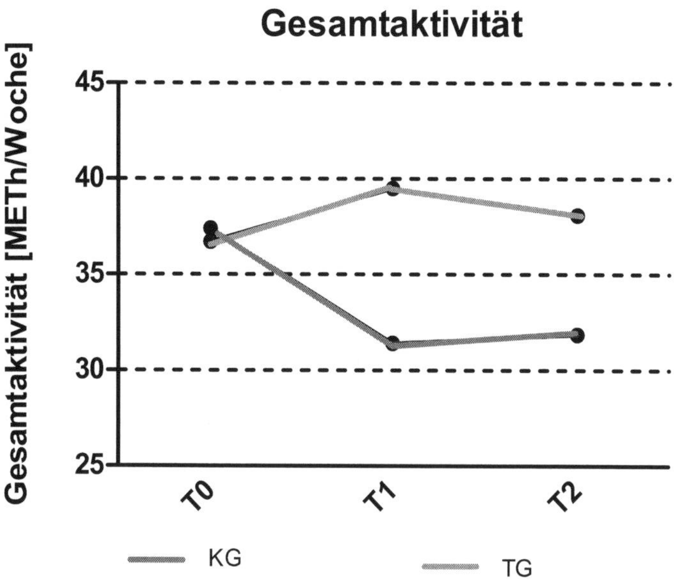

Abbildung 6 - Entwicklung des Aktivitätsniveaus der Studienteilnehmer.

In der vorliegenden Studie lag das Gesamtaktivitätsniveau der Kontrollgruppe zunächst leicht über dem der Trainingsgruppe. Während der Chemotherapie waren die Entwicklungen in beiden verglichenen Gruppen stark gegensätzlich. Die Trainingsgruppe erreichte ein höheres Aktivitätsniveau und konnte dieses auch bis zum Abschlusstest (T2) halten. In der Kontrollgruppe sank die Aktivität hingegen erwartungsgemäß deutlich ab.

Auffallend war der Zuwachs der *Freizeitaktivität* der Trainingsgruppe, während die Sportaktivität in engen Banden konstant verblieb. Dies deutete auf eine, durch die Trainingsintervention hervorgerufene, gesteigerte Motivation zur regelmäßigen Bewegung und aktiveren Gestaltung des Alltags hin – ein erfreulicher Nebeneffekt. Das regelmäßige Training ermutigte die Patienten in ihrer übrigen Freizeit eigenständig viel aktiver zu werden. Über die Gründe konnten wir damals nur spekulieren. Heute bin ich der Überzeugung, dass die Patienten durch das kontrollierte Training wieder Vertrauen in ihren Körper gefasst haben und sich somit körperliche Belastungen erst wieder zugetraut haben.

Erwartungsgemäß stiegen im Gegensatz dazu die Ruhezeiten in der Kontrollgruppe während der Chemotherapie deutlich an. Die Trainingsintervention hingegen vermochte den Umfang der Ruhezeiten nahezu konstant zu halten und den negativen Effekt der Chemotherapie auf das Aktivitätsniveau aufzuheben. Dies spricht ebenfalls für eine Erhaltung der Motivation zur Bewegung bzw. Aktivität.

Die praktische Relevanz dieses aktivitätsfördernden Effektes ist enorm. Natürlich wirkt sich dies direkt auf den Erhalt der eigenen Leistungsfähigkeit aus. Aber bedenken Sie auch die Aspekte Rezidivwahrscheinlichkeit, Alltagsbewältigung, Teilhabe am sozialen Leben, etc.

Die Liste ließe sich beliebt weiterführen.

Die Möglichkeit Ihr Aktivitätsniveau durch ein regelmäßiges Training während der Chemotherapie hoch zu halten, ist eine fantastische Nachricht für Sie! Sie haben es damit selbst in der Hand Einfluss auf Ihre Erkrankung und die Folgen zu nehmen. Einmal für ein regelmäßiges und kontrolliertes Training entschieden, begeben Sie sich in eine wahre Aufrechtspirale aus Aktivität und Leistungsfähigkeit. Damit bewirkt diese wichtige Entscheidung genau das Gegenteil von dem was wir im Kontext der Nebenwirkungen der Chemotherapie gelernt haben.

Fatigue-Symptomatik

Das Fatigue-Syndrom spielt bei Darmkrebs und seiner Behandlung eine wesentliche Rolle. Daher hatten wir den Einfluss der Interventionsstudie auf die Entwicklung und den Verlauf der tumorassoziierten Fatigue damals ebenfalls untersucht. Denn ein weiterer therapeutischer Ansatz zur Behandlung und/oder Vermeidung war und ist heute noch immer von hoher praktischer und klinischer Relevanz, da bis zu 99 % der Patienten unter onkologischer Behandlung, insbesondere unter Chemotherapie, unter dem Fatigue - Syndrom leiden[103]. Damit trägt die Problematik zur Leistungsabnahme in Folge der Schonung und somit zu einer fortdauernden Belastungseinschränkung und verlängerten Rehabilitationszeiten bei.

Die Ausprägung der Fatigue wurde in unsere Studie mit dem Fragebogen »MFI-20« erhoben. Er gilt auch heute noch als international und national anerkanntes Standardinstrument für onkologische Patienten zur Erfassung des Fatigue-Syndroms, da es an laborchemischen Messmethoden noch immer mangelt.

---

[103] Schütz, in: Gynakologe, 2008.

Bei der genaueren Analyse der Ergebnisse zeigte sich ein höheres Maß der Fatigue-Beeinflussung in der Trainingsgruppe bei der Eingangsuntersuchung. In den Dimensionen *physische Fatigue*, *reduzierte Aktivität* und *Gesamtfatigue* wurde erwartungsgemäß die Ausprägung in der Normalbevölkerung zum Messzeitpunkt durch unsere Studienteilnehmer übertroffen. Die Patienten waren nach der Operation somit bereits von der Fatiguesymptomatik betroffen – wenn auch gering.

Die Kontrollgruppe überschritt diese Grenze überraschend nicht. Sie hatten die Operation im Durchschnitt besser vertragen. Dies war jedoch eine Zufälligkeit, die nicht mit dem Sport in Verbindung stehen konnte. Schließlich hatte dieser noch gar nicht begonnen.

Im Verlauf der Studie zeigte sich die Überlegenheit der Intervention gegenüber der Kontrolle in beinahe allen Dimensionen der CRF. Während die Symptomausprägungen unter der Chemotherapie in der Kontrolle erwartungsgemäß zunahm und die Ausprägung der Normalbevölkerung überstieg, gelang es uns in der Trainingsgruppe eine Verbesserung bzw. eine Stabilisierung des Zustands zu erreichen. Die beobachteten Effekte waren aufgrund der ermittelten mittleren bis großen Effektstärken für fast alle Dimensionen von klinischer Relevanz.

Am Ende der Studie fanden sich die Fatigue-Scores in beiden Gruppen wieder annähernd auf dem Ausgangsniveau. Dies verdeutlicht den im Vergleich zur Operation großen Einfluss der Chemotherapie auf die Fatigue-Scores. Endet die Chemotherapie, so sinkt auch die Fatiguesymptomatik ab.

Unsere Studie zeigte damit deutlich das therapeutische und präventive Potenzial der Bewegungstherapie für Darmkrebspatienten unter Chemotherapie zur Vermeidung der tumorassoziierten Fatigue auf.

Regelmäßige Bewegung gibt Ihnen die Möglichkeit diese Nebenwirkung einzuschränken und zu kontrollieren. Auch hier schützt Sie die aktive Entscheidung für ein therapiebegleitendes Training vor dem Teufelskreis aus Schwäche, abnehmender Aktivität und reduzierter Leistungsfähigkeit.

Die Detailergebnisse des MFI - 20 sind folgend in Abbildung 8 für die Trainings- und Kontrollgruppe für die Messzeitpunkte Eingangstest (T0), Zwischentest (T1) und Abschusstest (T2) dargestellt, um den Verlauf der Fatigue-Scores je Dimension während der Chemotherapie mit oder ohne Bewegungstherapie sichtbar zu machen.

Die Mittelwerte für die Müdigkeit und Erschöpfung der 61 – 65-jährigen Normalbevölkerung in Deutschland werden als Referenz- und Orientierungswerte zusätzlich als gestrichelte Linie dargestellt.

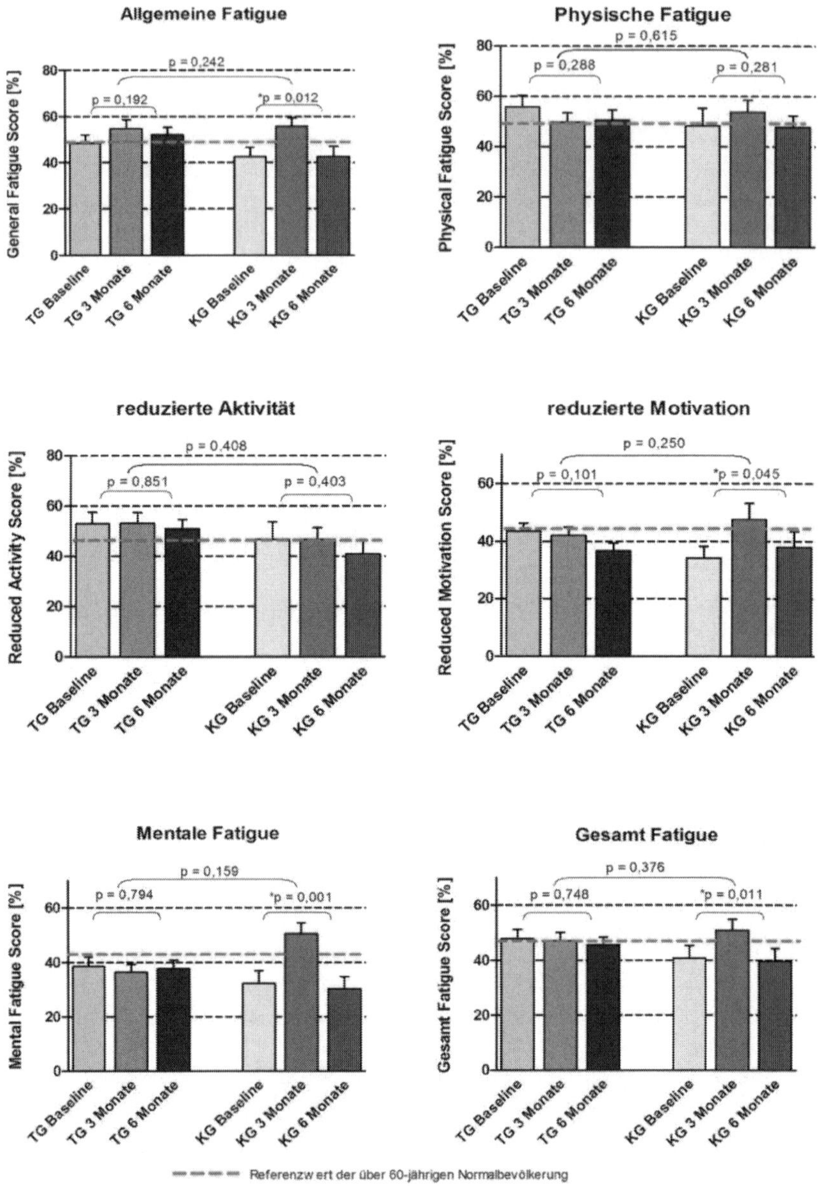

Abbildung 7 - Fatigue-Scores der Trainingsgruppe (TG) und der Kontrollgruppe (KG) im Studienverlauf.

Lebensqualität

Die Lebensqualität von Darmkrebspatienten wird durch die medizinische Therapie akut und oftmals nachhaltig negativ beeinflusst. Insbesondere die Nebenwirkungen der Chemotherapie erschweren die Alltagsbewältigung und schränken die Lebensqualität direkt aber auch indirekt über eine zunehmende Isolation vom sozialen Leben ein. Beim kolorektalen Karzinom tritt insbesondere die Verschlechterung der Aspekt der *Rollenfunktion und der sexuellen Funktion* hervor[104]. Dies lässt sich insofern erklären, als dass der operative Eingriff Auswirkungen auf die Kontinenz und damit das sexuelle Selbstbild und -bewusstsein haben kann. Bedingt durch die patientenindividuelle aber auch sozioökonomische Relevanz sollte eine mögliche positive Beeinflussung durch die vorliegende Trainingsintervention erörtert werden. Denn eines stand fest:

Die reine medikamentöse Symptomtherapie – beispielsweise gegen Übelkeit, Durchfall, etc. – konnte unseren Versorgungsansprüchen nicht genügen.

Die Erfassung der Lebensqualität erfolgte in unsere Studie mit dem Fragenbogen EORTC - QLQ C30 und dem darmkrebsspezifischen Modul C29. Dieser ist für onkologische Studien evaluiert und findet breite Anwendung in der Forschung. Zudem entspricht diese Art der Dokumentation zu Nebenwirkungen und subjektivem Empfinden dem klinischen Alltag der Therapieüberwachung während der Chemotherapie, wie wir gesehen haben. Es existieren hier sehr viele Übereinstimmungen.

Neben den bereits dargelegten Einschränkungen zur wissenschaftlichen Aussagekraft von Fragebögen ergeben sich weitere Aspekte, die für die Bewertung der Ergebnisse berücksichtigt werden müssen. Da die Begleitmedikationen und der Arzneimittelverbrauch der Patienten in unserer Studie nicht erfasst wurden, könnten Effekte der Trainingsintervention aber auch der Chemotherapie verschleiert werden. Insbesondere die regelmäßig verabreichten Medikationen gegen Übelkeit und Durchfall sowie die Schmerzmedikation dürften einen direkten Einfluss auf die Beantwortung der Fragebögen zur Lebensqualität haben, da es sich um direkt abgefragte Symptome handelt. Wird eine Nebenwirkung bereits medikamentös behandelt, sind Dosisanpassungen die Regel. Worin letztlich bei der Symptomüberwachung die Ursache für beobachtete Veränderungen kommt, ließ sich so nicht abschließend klären.

Die Ergebnisse zur Lebensqualität können somit lediglich Tendenzen aufzeigen, denn sie ließen leider keinen direkten Einfluss des Trainings auf die globale Lebensqualität vermuten.

---

[104] Lizdenis, in: Medicina (Kaunas), 2015.

In beiden Gruppen stieg die Lebensqualität mit Beendigung der Chemotherapie stark an. Dies bestätigt den großen Einfluss der Zytostatika auf die Lebensqualität. Eine generelle positive Beeinflussung der Lebensqualität wie von Courneya et al. und Peddle et al. beschrieben, konnte durch unser Training jedoch nicht gezeigt werden.

Mögliche Gründe können im Interventionsdesign liegen. Während Vorbenannte auf retrospektive Daten mit leichtem Training oder Heimtraining abzielten, absolvierten die Probanden in unserer Studie ein definiertes, regelmäßiges und intensives Ausdauertraining. Es erscheint plausibel, dass diese zusätzliche Verpflichtung und Anstrengung neben der medizinisch notwendigen Therapie und Krankheitsbewältigung als Einschränkung empfunden werden konnte. Lebensqualität definiert sich nicht zuletzt als die Fähigkeit möglichst frei und selbstbestimmt den eigenen Interessen folgen zu können.

Was uns im Bereich der generellen Lebensqualität nicht gelingen wollte, gelang uns jedoch für die bei Darmkrebspatienten stark beeinflusste *Rollenfunktion* und die *sexuelle Funktion* der Männer. Auch positive Effekte auf die *Kontinenz* konnten nachgewiesen werden. Die Trainingsgruppe wies statistisch signifikante Verbesserungen im Verlauf der Intervention in diesen Bereichen auf.

Ihre Entscheidung für ein regelmäßiges Training während Ihrer Therapie nutzt Ihnen als Mann somit in den aller meisten Fällen. Wenn Sie eine weibliche Darmkrebspatientin sind, sollte der Aspekt der Lebensqualität nicht das tragende Element Ihrer Entscheidung sein. Vielmehr sind Sie wie Ihre männlichen Leidensgenossen angehalten - und werden von mir an dieser Stelle explizit ermutigt - offen mit Ihrem Arzt über Nebenwirkungen aus dem Bereich der Lebensqualität zu sprechen. Es existieren genügend Arzneimittel, die bei vernünftiger Einstellung Linderung verschaffen können – keine falsche Tapferkeit an den Tag legen!

In Ergänzung schadet das regelmäßige Training im Umkehrschluss allerdings auch nicht. Wenngleich der Effekt auf die Lebensqualität während der Therapie eventuell überschaubar bleibt, so ergibt er sich nach Abschluss der Therapie aufgrund des höheren Leistungsniveaus. Denn diese ermöglicht Ihnen nach Abschluss Ihrer Krankheitsepisode eine viel schnellere Rückkehr in ein »normales Leben« mit hoher Lebensqualität.

Der Bereich der Lebensqualität ist damit ein ideales Beispiel für ein sinnvolles Nebeneinander von Arzneimittel und Bewegung. Es gibt in der Versorgungsrealität kein »Schwarz-Weiß«. Es geht darum, das jeweils besser geeignete Instrument zu nutzen.

Fazit

Im Vergleich zu einer normal aktiven Kontrollgruppe konnten in der Trainingsgruppe unserer Bewegungsstudie unzählige positive Effekte durch die Trainingsintervention nachgewiesen werden. Die kardiorespiratorische Leistungsfähigkeit konnte unter der Chemotherapie nicht nur erhalten, sondern signifikant verbessert werden. Weiterhin konnte das Aktivitätsniveau der Trainingsgruppe deutlich erhöht werden.

Über den (prognostischen) Wert dieser Parameter haben wir ausführlich gesprochen. Bereits aus diesem Grund kann ich jedem Darmkrebspatienten ein intensives Ausdauertraining bereits während der Phase der Chemotherapie nur dringend ans Herz legen - ärztliche Untersuchung und therapeutische Anleitung vorausgesetzt.

Zudem konnte für die tumorassoziierte Fatigue ein stabilisierender Effekt während der medizinischen Therapie nachgewiesen werden. Die signifikanten Verschlechterungen des Zustands insbesondere durch die Chemotherapie blieben in der TG weitestgehend aus. Hinzu kommen positive Effekte auf die Subskalen *Rollenfunktion, körperliche Funktion* sowie *sexuelle Funktion* und *Harnfrequenz* der Lebensqualität.

Somit kann das angewandte hochfrequente und intensive Ausdauertrainingsprogramm für Darmkrebspatienten unter ambulanter Chemotherapie derzeit in Bezug auf die Endpunkte als wirksamste Methode zur Vermeidung der chemotherapiebedingten Nebenwirkungen betrachtet werden.

«Radikale Reduktion der Komplexität»

1. Körperliche Aktivität senkt das Rezidivrisiko bei Darmkrebs.
2. Regelmäßiges Training unterstützt somit die Chemotherapie, zusätzlich wirkt sie ihre Nebenwirkungen entgegen.
3. Sie sind entgegen Ihrer Erwartungen in der Lage hohe Trainingsintensitäten zu absolvieren.
4. Schonung verschlimmert Ihre Probleme; mit Training durchbrechen Sie den Teufelskreis.
5. Über Chemotherapie kann man diskutieren, über regelmäßiges Training nicht!

GETTING STARTET

Da Sie dieses Buch bis hier her gelesen haben, sind Sie bereits auf dem besten Weg. Denn damit Sie eine Entscheidung für oder gegen die Chemotherapie oder (supportive) Bewegungsmaßnahmen treffen können, sollten Sie Ihre Optionen und die Konsequenzen Ihres Handelns (oder Nicht-Handelns) kennen. Diesem Ziel sind Sie nun ein ganzes Stück nähergekommen.

Wir haben bereits gesehen, dass die ordnungsgemäße Aufklärung im Bereich der Arzneimitteltherapie i. d. R. der Standard ist. Das ist wenig verwunderlich, da wir anderenfalls über einen ärztlichen Behandlungsfehler diskutieren müssten. Ein (verständlicher) Vergleich mit der körperlichen Aktivität als Alternative oder Ergänzung fällt jedoch entweder zu allgemein aus oder ist überhaupt nicht gewährleistet. Diese Informationslücke haben wir nun gemeinsam geschlossen.

Nun liegt es an Ihnen:

Wägen Sie zunächst Ihre Entscheidung für oder wider die Chemotherapie sorgfältig ab. Prüfen Sie meine Argumente kritisch. Sprechen Sie mit Ihrem Arzt. Holen Sie sich eine Zweitmeinung. Werden Sie aktiv und lassen Sie es nicht einfach über sich ergehen. Dann habe ich mit diesem Buch bereits viel erreicht. Denn Sie müssen meiner persönlichen Einschätzung im Ergebnis nicht folgen. Ich habe Ihnen meine Entscheidung, die ich an Ihrer Stelle heute treffen würde kundgetan, ohne Sie beeinflussen zu wollen. Meine Entscheidung könnte sich mit fortschreitendem Alter auch wieder ändern. Es geht nicht um Dogmatik, sondern um mündige Entscheidungen.

Abhängig von diesem Ausgangspunkt steht der nächste Schritt an. Nutzen Sie die Chance die Ihnen die Bewegungstherapie bietet? Möchten Sie hier aktiv werden?

Ich hoffe, dass ich Ihnen ausreichend Argumente hierfür liefern konnte. Auch sollte deutlich geworden sein, dass die Entscheidung für oder wider das Training praktisch unabhängig von der Entscheidung bzgl. der Chemotherapie getroffen werden kann. Sie hilft als Ergänzung nachgewiesenermaßen, aber ihr Nutzen kann auch als alleinige Therapieoption nicht ernsthaft bestritten werden.

Auch hier rate ich Ihnen ausdrücklich sich weitere Informationen einzuholen. Wenn Ihr Arzt nicht ausreichend sprachfähig ist, so wenden Sie sich an die entsprechend qualifizierten Stellen. Denn aufgrund der heterogenen Krebserkrankungsbilder ist hier weiteres Spezialwissen erforderlich, welches Sie i. d. R. lediglich an Unikliniken oder spezialisierten Onkologiezentren finden werden. I. d. R. sollten

Sie jedoch bereits eben dort in Behandlung sein, so dass Sie hier Ihren Ansprechpartner leicht finden oder ihn erfragen können sollten.

Für eine Vorabinformation empfehle ich:

https://www.cio-koeln-bonn.de/leben-mit-krebs/bewegung/bewegung-und-krebs/
oder auch
https://www.uniklinik-freiburg.de/cccf/patienten/praevention/sport-onkologie.html

Hier finden Sie nicht nur kompetente Ansprechpartner der onkologischen Trainingstherapie und qualifizierte Trainingstherapeuten sowie begleitete Bewegungsangebote, sondern auch weitere fundierte Informationen rund um Krebs und Bewegung.

Damit wären wir bereits beim nächsten Schritt angekommen, denn auch der Weg zur Bewegungstherapie führt im Bereich der Onkologie - und somit auch bei der Darmkrebsbehandlung - über den Arzt. Denn der größte Fehler wäre umgekehrt sich in einem Fitnessstudio anzumelden oder einfach »drauf los« zulaufen. Denn es gelten einige Grundregeln und ein Fahrplan für den Gesundheitssport insbesondere im Bereich der Onkologie.

Daran sollten Sie sich halten:

1. Sprechen Sie mit Ihrem Onkologen über Ihr Vorhaben!
2. Suchen Sie eine sportonkologisch spezialisierte Einrichtung auf.
3. Absolvieren Sie eine sportärztliche Untersuchung.
4. Wählen Sie einen indikationsgerechten und den eigenen Vorlieben entsprechenden Sport.
5. Halten Sie sich eigene Erwartungen vor Augen und setzen Sie sich realistische Ziele.
6. Trainieren Sie angemessen intensiv, ausreichend lange und **regelmäßig.**
7. Steigern Sie bewusst Ihre Alltagsaktivität (Treppensteigen, Gehen).

Wie Sie sehen, werden Sie gerade zu Beginn auf die Hilfe von Fachleuten angewiesen sein. Dies ist vor dem Hintergrund der Schwere Ihrer Erkrankung nicht verhandelbar! Natürlich spricht nichts gegen die sofortige Erhöhung der Alltagsaktivität, aber für ein effektives Training benötigen Sie definitiv die Freigabe des Arztes sowie eine fachkundige Anleitung durch einen erfahrenen Trainer.

Die sportärztliche Untersuchung

Die sportärztliche Untersuchung kann durch Ärzte mit der Zusatzbezeichnung »Sportmedizin« durchgeführt werden und ist für die angesprochene Freigabe für die Bewegungstherapie i. d. R. erforderlich. Dabei handelt es sich nicht um einen bloßen Leistungstest. Vielmehr werden alle relevanten Untersuchungen durchgeführt, die nötig sind, um zu beurteilen, welche Sportarten/Bewegungsformen für Sie im Einzelfall gut geeignet sind und bei welchen Intensitäten sie betrieben werden sollten. Somit garantiert eine sportärztliche Begutachtung nicht nur die Sicherheit der Maßnahme, sondern erhöht auch die Erfolgsaussichten der Trainingstherapie.

Im Bereich der Onkologie wird eine solche Untersuchung zumeist interdisziplinär durchgeführt. Zwar bleibt ein Arzt in der Verantwortung, doch erfolgt die Durchführung i. d. R. durch speziell qualifizierte Sportwissenschaftler/Therapeuten.

Zu Beginn der sportärztlichen Untersuchung stehen eine allgemeine und eine sportbezogene Anamnese durch den Arzt an. Nach Erhebung der anthropometrischen Daten (BMI, Blutdruck, Herzfrequenz, etc.) werden die Patienten auf anatomische Auffälligkeiten bzw. Schädigungen hin untersucht werden. Empfohlen wird zudem ein Belastungs-EKG, welches i. d. R. auf einem (Fahrrad-) Ergometer durchgeführt wird. Neben der Untersuchung des Herzens kann so die kardiorespiratorische Leistungsfähigkeit ermittelt werden.

Inzwischen haben auch viele Krankenkassen erkannt, wie sinnvoll und nützlich diese Maßnahme ist und bezuschussen die Kosten für die sportärztliche Untersuchung. Teilnehmende Krankenkassen finden sich beispielsweise hier: https://www.krankenkasseninfo.de/test/sportmedizinische-untersuchung

Empfohlen wird eine sportmedizinische Untersuchung regelmäßig, z. B. einmal jährlich, zu wiederholen. Damit können Trainingsfortschritte festgestellt und sinnvolle Anpassungen vorgenommen werden, um die Nachhaltigkeit der Interventionen zu garantieren.

Allgemeine Trainingssteuerung

Grundsätzlich kann ich Ihnen zum Schluss noch ein paar Hilfsmittel an die Hand geben. Diese können eine gute Beratung und Anleitung durch einen zertifizierten Trainer allerdings keineswegs ersetzen. Sie können allerdings als Orientierung insbesondere für Ihr selbstorganisiertes Training nach der Rehabilitationsphase dienen:

Pulstabelle

Während ich den ominösen Fettverbrennungspuls regelmäßig scharf kritisiere – weil er Blödsinn ist -, gibt es tatsächlich sinnvolle Pulsvorgaben für den Gesundheitssport. Hierbei geht es allerdings vielmehr um Sicherheitsaspekte des Trainings.

Je nach Alter existieren gewisse Zielkorridore, die für die meisten Menschen als sicher und effektiv gelten. Die Maximalwerte stellen dabei die maximale Belastung des Herzens dar und dienen der Rückrechnung auf die Trainingsvorgaben.

Alter (Jahre)	Trainingsherzfrequenz	max. Herzfrequenz
20	126-154	180-220
30	120-146	171-209
35	116-142	167-204
40	113-139	162-198
45	111-134	158-193
50	107-130	153-187
55	104-127	148-182
60	101-123	144-176
65	98-120	140-171
70	95-116	135-165

Tabelle 8 - Pulstabelle

Anfänger trainieren im Ausdauerbereich i. d. R. bei ca. 50% der maximalen Herzfrequenz und Fortgeschrittene bei ca. 75-85%. Dabei gilt der Grundsatz, dass je mehr größere Muskelgruppen an der Bewegung beteiligt sind, desto höher wird und darf der Puls ansteigen. So werden Sie beim Joggen einen Puls am oberen Ende der Skala wählen, während Sie sich beim Fahrradfahren im unteren Bereich bewegen werden, um das Training absolvieren zu können.

Liste besonders geeigneter Sportarten

Es existiert eine ganze Reihe von anfängertauglichen Sportarten. Der Fantasie sind hier im Prinzip keine Grenzen gesetzt. Dennoch haben sich im Bereich des Gesundheitssports folgende Sportarten als besonders sicher und geeignet herausgestellt. Sie sollen Ihnen als Anregung dienen:

1. Aquajogging und Schwimmen
   sind besonders gelenkschonend, aber allenfalls nach kompletter Wundheilung für Darmkrebspatienten geeignet.
2. Nordic Walking
   eignet sich hervorragend als Gruppensport, bei dem man sich gegenseitig terminlich in die Pflicht nehmen kann.
3. (Indoor) Radfahren
   ist gelenkschonend und besonders zeiteffektiv, wenn man es zu Hause betreibt. Erschütterungen halten sich in engen Grenzen, so dass Wundschmerzen auch kurz nach der Operation in der Regel kaum auftreten.
4. Joggen
   kann man immer und überall ohne großen Aufwand. Bitte achten Sie auf keine zu starken Schwingungen während des andauernden Wundheilungsprozesses.
5. Gerätetraining
   garantiert Muskel- und Kraftzuwachs nach kurzer Einweisung (Achtung! Bauchmuskeln müssen komplett verheilt sein).

Allgemeiner Aufbau eines Trainings

Während wir den typischen Ablauf einer Trainingseinheit im Ausdauerbereich am Beispiel des Fahrradergometertrainings unseres Studienprotokolls bereits kennengelernt haben, so weicht dieser im Kraftbereich etwas ab. Der grundlegende Aufbau einer Trainingseinheit beim Krafttraining ist in drei Phasen unterteilt:

Aufwärmen

5-10min Aufwärmen auf einem Kardio-Gerät (z. B. Rudermaschine, Fahrrad, Laufband, Stepper, etc.) bringt den Kreislauf in Schwung und bereitet den Körper auf die bevorstehende Belastung vor. Ein »Kaltstart« hingegen ist nicht empfehlenswert, da das Verletzungsrisiko dadurch deutlich steigt. Die Gelenke sind noch nicht ausreichend mit Flüssigkeit »geschmiert« und es kann zu Muskelverletzungen wie z. B. Zerrungen kommen. Solche Verletzungen gilt es dringend zu vermeiden, da sie zu Trainingsausfällen führen, die im Ergebnis Ihren Trainingserfolg gefährden.

Hauptteil

Die eigentliche Trainingseinheit dauert bei einem Anfänger typischerweise zwischen 25 und 40 min. Dabei sollten insbesondere große Muskelgruppen wie Rücken, Beine, Gesäß und Brust in den Fokus genommen werden.

Typischerweise wird ein klassisches Hypertrophietraining durchgeführt. Dabei beginnen Anfänger mit ca. 50% der persönlichen Maximalkraft und absolvieren 2-3 Sätze mit ca. 15-25 Wiederholungen, um sich dem Standard bei 70-80% mit ca. 10-12 Wiederholungen zu nähern. In diesem Intensitäts- und Volumenbereich ist mit dem größten Muskelwachstum zu rechnen.

Cooldown

Das Training wird mit 5 min Cooldown abgeschlossen. Dies kann abermals auf einem Kardio-Gerät aber auch als leichtes Stretching erfolgen.

Über die grundsätzliche Empfehlung Ausdauer-, und Krafttraining über die Woche zu verteilen, ist es insbesondere im Alter sinnvoll dieses Basistrainings durch Elemente des Beweglichkeits- und Koordinationstrainings zu ergänzen. Dies gewährleistet Beweglichkeit bis ins hohe Alter und reduziert die Sturzwahrscheinlichkeit.

Schlusswort

Nun sind wir am Ende dieses Buches angekommen. Sie haben sich viel theoretisches Wissen zu Darmkrebs, seiner Behandlung und den trainingstherapeutischen Möglichkeiten angelesen.

Bedenken und wählen Sie Ihr weiteres Vorgehen mit Bedacht und so, dass Sie mit Ihren Entscheidungen leben können. Es gibt kein »richtig oder falsch«.

Am Ende des Tages ist alles nur eine Frage der Wahrscheinlichkeiten und der eigenen Einstellung. Da Sie jedoch mit allen Konsequenzen leben müssen, sollte alles nun Folgende Ihre Entscheidung sein – nicht die eines Arztes oder eines Angehörigen.

Ich hoffe ich konnte Ihnen jedenfalls vermitteln, welch Potenzial sich hinter der Bewegungstherapie bei Darmkrebs verbirgt. Sollten Sie sich für oder gegen eine Chemotherapie entscheiden, ist sie immer eine sinnvolle (Zusatz-)Option!

Sie sollten zudem bedenken, dass es nicht nur darum geht eine Erkrankung zu bekämpfen. Ihr Lebensstil beeinflusst Ihr komplettes Leben positiv.

Menschen denken immer, dass Sport einem wertvolle Zeit wegnimmt, daher ist die Bewegung das erste was aus dem Tag »wegrationalisiert« wird, sobald es stressig wird. Aber das Gegenteil ist der Fall:

Regelmäßiger Sport macht Sie leistungsfähiger und verlängert Ihr Leben. Damit haben Sie sogar mehr Zeit für all die nützlichen und auch die nutzlosen Dinge, die wir alle den ganzen Tag so erledigen wollen.

Setzten Sie die richtigen Prioritäten und Sie werden nicht nur merken, dass es funktioniert, sondern werden es gar nicht mehr anders wollen. Denn ohne Gesundheit ist alles nichts.

Und jetzt schließe ich, wie ich begonnen habe:

»The great aim of education is not knowledge but action.«

Herbert Spencer

Denn alles Wissen hilft nichts, wenn man es nicht in der Praxis bzw. seinem persönlichen Alltag anwendet.

Ihr
Dr. Dennis A. Effertz

LITERATUR

1. Allgayer, H. *et al.* Short-term moderate exercise programs reduce oxidative DNA damage as determined by high-performance liquid chromatography-electrospray ionization-mass spectrometry in patients with colorectal carcinoma following primary treatment. *Scand. J. Gastroenterol.* **43,** 971–8 (2008).

2. Aretz, S., Differenzialdiagnostik und Früherkennung hereditärer gastrointestinaler Polyposis-Syndrome, in: *Dtsch. Arztebl.*, 2010.

3. Arndt, V., Merx, H., Stegmaier, C., Ziegler, H. & Brenner, H. Restrictions in quality of life in colorectal cancer patients over three years after diagnosis: a population based study. *Eur. J. Cancer* **42,** 1848–57 (2006).

4. Baade, P. D. *et al.* The impact of body mass index and physical activity on mortality among patients with colorectal cancer in Queensland, Australia. *Cancer Epidemiol. Biomarkers Prev.* **20,** 1410–20 (2011).

5. Baumann, F. T., Schüle, K., Fauser, A. A. & Kraut, L. Auswirkungen von Bewegungstherapie bei und nach Knochenmark-/Stammzelltransplantation. *Dtsch. Zeitschrift für Onkol.* **37,** 152–158 (2005).

6. Baumann, F. T. & Schüle, K. *Bewegung bei Sport und Krebs - ein Ratgeber für Betroffene, Angehörige und Interessierte*. (Deutsche Krebshilfe, 2007).

7. Baumann, F. & Schüle, K. *Bewegungstherapie und Sport bei Krebs: Leitfaden für die Praxis□; mit 22 Tabellen*. (Deutscher Ärzteverlag, 2008).

8. Baumann F, Jäger E, B. W. *Sport und körperliche Aktivität in der Onkologie*. (2012).

9. Baumann FT, Wajda S, B. W., Einflüsse von körperlichen Aktivitäten auf das Fatiguesyndrom von Brustkrebspatientinnen, in: Zeitschrift für Komplementärmedizin, (2009).

10. Becker HD et al. in *Chirurgische Onkologie* 399–438, Thieme Verlag, 2001.

11. Blair, S. N. *et al.* Physical fitness and all-cause mortality. A prospective study of healthy men and women. *JAMA* **262,** 2395–401 (1989).

12. Boardman, L. A. *et al.,* Colorectal cancer risks in relatives of young-onset cases: is risk the same across all first-degree relatives? *Clin. Gastroenterol. Hepatol.* 5, 1195–8 (2007).

13. Burnett, D., Kluding, P., Porter, C., Fabian, C. & Klemp, J. Cardiorespiratory fitness in breast cancer survivors. *Springerplus* **2,** 68 (2013).

14. Campos, M. P. O., Hassan, B. J., Riechelmann, R. & Del Giglio, A. Cancer-related fatigue: a practical review. *Ann. Oncol.* **22,** 1273–9 (2011).

15. Cella, D., Davis, K., Breitbart, W. & Curt, G. Cancer-Related Fatigue: Prevalence of Proposed Diagnostic Criteria in a United States Sample of Cancer Survivors. *J. Clin. Oncol.* **19,** 3385–3391 (2001).

16. Courneya, K. S. *et al.* A randomized trial of exercise and quality of life in colorectal cancer survivors. *Eur. J. Cancer Care (Engl).* **12,** 347–57 (2003).

17. Courneya, K. S. Exercise in cancer survivors: an overview of research. *Med. Sci. Sports Exerc.* **35,** 1846–52 (2003).

18. Cramer, L. *et al.* Cardiovascular function and predictors of exercise capacity in patients with colorectal cancer. *J. Am. Coll. Cardiol.* **64,** 1310–9 (2014).

19. Daley, A. J. *et al.* Randomized trial of exercise therapy in women treated for breast cancer. *J. Clin. Oncol.* **25,** 1713–21 (2007).

20. Demark-Wahnefried, W. Cancer survival: time to get moving? Data accumulate suggesting a link between physical activity and cancer survival. *J. Clin. Oncol.* 24, 3517–8 (2006).

21. Deutsche Krebsgesellschaft, in: Onko-Internetportal, LANGZEITÜBERLEBEN NACH KREBS: WIE LANGE IST EIN KREBSPATIENT EIN KREBSPATIENT? https://www.krebsgesellschaft.de/onko-internetportal/basis-informationen-krebs/leben-mit-krebs/alltag-mit-krebs/langzeitueberleben-nach-krebs-wie-lange-ist-ein-k.html#langzeitfolgen, abgerufen am 16.06.2019.

22. Dimeo, C. F., Kubin, T. & A. Krauth, K. *Krebs und Sport.* (Weingärtner Verlag, 2006).

23. *Doll, R.*, Relevance of breast cancer hormone receptors and other factors to the efficacy of adjuvant tamoxifen: patient-level meta-analysis of randomised trials, in: Lancet, 2011, 378, 9793, P771-784.

24. Froböse, I; Nellessen-Martens, G; Wilke, C. in *Training in der Therapie. Grundlagen und Praxis* (2010).

25. Gill, S., et al., Pooled analysis of fluorouracil-based adjuvant therapy for stage II and III colon cancer: who benefits and by how much? J Clin Oncol, 2004. 22(10): p. 1797-806.

26. Goldberg, R. M. *et al.,* Pooled analysis of safety and efficacy of oxaliplatin plus fluorouracil/leucovorin administered bimonthly in elderly patients with colorectal cancer, in: *J. Clin. Oncol.* **24,** 4085–91, (2006).

27. Grassi, L., Rosti, G., Albertazzi, L. & Marangolo, M. Psychological stress symptoms before and after autologous bone

marrow transplantation in patients with solid tumors. *Bone Marrow Transplant.* **17,** 843–7 (1996).

28. Haggar, F. A. & Boushey, R. P. Colorectal cancer epidemiology: incidence, mortality, survival, and risk factors, in: *Clin. Colon Rectal Surg.* 22, 191–7, (2009).

29. Halle, M. & Schoenberg, M. H. Physical activity in the prevention and treatment of colorectal carcinoma. *Dtsch. Arztebl. Int.* **106,** 722–7 (2009).

30. Higginson IJ, Armes J, K. M. in *Fatigue in cancer* (2004).

31. Holmes M. et al, Physical Activity and Survival after Breast Cancer Diagnosis, *in: JAMA, 2005; 293: 2479–86.*

32. Horneber, Markus; Fischer, Irene; Dimeo, Fernando; Rüffer, Jens Ulrich; Weis, J. Tumor-assoziierte Fatigue: Epidemiologie, Pathogenese, Diagnostik und Therapie. *Dtsch. Arztebl.* (2012).

33. Houborg, K. B. *et al.* Postoperative physical training following colorectal surgery: a randomised, placebo-controlled study. *Scand. J. Surg.* **95,** 17–22 (2006).

34. Howell, D.M., et al., A mixed-method evaluation of nurse-led community-based supportive cancer care. Support Care Cancer, 2008. 16(12): p. 1343-52.

35. Institute National Cancer, Common Terminology Criteria for Adverse Events (CTCAE), 2010.

36. Jack, S. *et al.* The effect of neoadjuvant chemotherapy on physical fitness and survival in patients undergoing oesophagogastric cancer surgery. *Eur. J. Surg. Oncol.* (2014). doi:10.1016/j.ejso.2014.03.010.

37. Kassab, S., et al., Homeopathic medicines for adverse effects of cancer treatments. Cochrane Database Syst Rev, 2009(2): p. CD004845.

38. Kirkegaard, H., Johnsen, N. F., Christensen, J., Overvad, K. & Tjønneland, A. Association of adherence to lifestyle recommendations and risk of colorectal cancer□: a prospective Danish cohort study. (2010). doi:10.1136/bmj.c5504

39. Krebsinformationsdienst (KID) des Deutschen Krebsforschungszentrums (DKFZ): „Darmkrebs: Risikofaktoren und Vorbeugung"
http://www.krebsinformationsdienst.de/tumorarten/darmkrebs/risikofaktoren.php (Stand: 21.02.2018)

40. Kwan, M. L. *et al.* Change in physical activity during active treatment in a prospective study of breast cancer survivors. *Breast Cancer Res. Treat.* **131,** 679–90 (2012).

41. Lawrence, D. P., Kupelnick, B., Miller, K., Devine, D. & Lau, J. Evidence report on the occurrence, assessment, and treatment of

fatigue in cancer patients. *J. Natl. Cancer Inst. Monogr.* 40–50 (2004). doi:10.1093/jncimonographs/lgh027.

42. Leitlinienprogramm Onkologie (Deutsche Krebsgesellschaft, Deutsche Krebshilfe, AWMF): S3-Leitlinie Kolorektales Karzinom, Kurzversion 2.1, 2019, AWMF Registrierungsnummer: 021/007OL, http://www.leitlinienprogrammonkologie.de/leitlinien/kolorektales-karzinom/ [abgerufen am: 14.06.2019].

43. Lin, K.-Y., Shun, S.-C., Lai, Y.-H., Liang, J.-T. & Tsauo, J.-Y. Comparison of the Effects of a Supervised Exercise Program and Usual Care in Patients With Colorectal Cancer Undergoing Chemotherapy. *Cancer Nurs.* (2013).

44. Lizdenis, P. *et al.* Short-term results of quality of life for curatively treated colorectal cancer patients in Lithuania. *Medicina (Kaunas).* **51,** 32–7 (2015

45. Lynch, B. M., Cerin, E., Owen, N., Hawkes, A. L. & Aitken, J. F. Prospective relationships of physical activity with quality of life among colorectal cancer survivors. *J. Clin. Oncol.* **26,** 4480–7 (2008).

46. Maes, M., Kubera, M., Uytterhoeven, M., Vrydags, N. & Bosmans, E. Increased plasma peroxides as a marker of oxidative stress in myalgic encephalomyelitis/chronic fatigue syndrome (ME/CFS). *Med. Sci. Monit.* **17,** SC11–5 (2011).

47. Meyerhardt, J. A. *et al.* Physical activity and survival after colorectal cancer diagnosis. *J. Clin. Oncol.* **24,** 3527–34 (2006).

48. Meyerhardt, J.A., et al., Impact of physical activity on cancer recurrence and survival in patients with stage III colon cancer: findings from CALGB 89803. J Clin Oncol, 2006. 24(22): p. 3535-41.

49. Midtgaard, J. *et al.* Self-reported physical activity behaviour; exercise motivation and information among Danish adult cancer patients undergoing chemotherapy. *Eur. J. Oncol. Nurs.* **13,** 116–21 (2009).

50. Nelson, M. *et al.* Physical Activity and Public Health in Older Adults: Recommendation From the American College of Sports Medicine and the American Heart Association. *Circulation* **116,** 1094 – 1105 (2007).

51. Ng, K., et al., Multivitamin use is not associated with cancer recurrence or survival in patients with stage III colon cancer: findings from CALGB 89803. J Clin Oncol, 2010. 28(28): p. 4354- 63.

52. Peddle, C. J., Au, H.-J. & Courneya, K. S. Associations between exercise, quality of life, and fatigue in colorectal cancer survivors. *Dis. Colon Rectum* **51,** 1242–8 (2008).

53. Peel, J. B. *et al.* Cardiorespiratory fitness and digestive cancer mortality: findings from the aerobics center longitudinal study. *Cancer Epidemiol. Biomarkers Prev.* **18,** 1111–7 (2009).
54. Pialoux, V., Brown, A. D., Leigh, R., Friedenreich, C. M. & Poulin, M. J. Effect of cardiorespiratory fitness on vascular regulation and oxidative stress in postmenopausal women. *Hypertension* **54,** 1014–20 (2009).
55. Prudence R. Carr, Korbinian Weigl, Lina Jansen, Viola Walter, Vanessa Erben, Jenny Chang-Claude, Hermann Brenner, Michael Hoffmeister. Healthy Lifestyle Factors Associated With Lower Risk of Colorectal Cancer Irrespective of Genetic Risk. Gastroenterology 2018, DOI: 10.1053/j.gastro.2018.08.044.
56. Rau T, et al. Hereditäres Dickdarmkarzinom. EIn Update zu genetik und Entitäten aus differenzialdiagnostischer Sicht. Pathologe 2017; 38:156-163. Springer Medizin Verlag. Mai 2017.
57. Rich, T. A. Symptom clusters in cancer patients and their relation to EGFR ligand modulation of the circadian axis. *J. Support. Oncol.* **5,** 167–74; discussion 176–7 (2007).
58. Rothenberg, M. L. *et al.,* Capecitabine plus oxaliplatin (XELOX) versus 5-fluorouracil/folinic acid plus oxaliplatin (FOLFOX-4) as second-line therapy in metastatic colorectal cancer: a randomized phase III noninferiority study., *Ann. Oncol.* **19,** 1720–6, (2008).
59. Ruiz, JR, Association between muscular strength and mortality in men: prospective cohort study, in: BMJ, 2008, 337:a439, doi:10.1136/bmj.439.
60. Schmid, D. & Leitzmann, M. F. Cardiorespiratory fitness as predictor of cancer mortality: a systematic review and meta-analysis. *Ann. Oncol.* (2014). doi:10.1093/annonc/mdu250.
61. Schmoll, H.J., et al., Capecitabine Plus Oxaliplatin Compared With Fluorouracil/Folinic Acid As Adjuvant Therapy for Stage III Colon Cancer: Final Results of the NO16968 Randomized Controlled Phase III Trial. J Clin Oncol, 2015. 33(32): p. 3733-40.
62. Schütz, F. Fatigue – ein unterschätztes Symptom bei Krebs. *Gynakologe* (2008).
63. Spence, R. R., Heesch, K. C., Eakin, E. G. & Brown, W. J. Randomised controlled trial of a supervised exercise rehabilitation program for colorectal cancer survivors immediately after chemotherapy: study protocol. *BMC Cancer* **7,** 154 (2007).
64. Statistisches Bundesamt, Todesursache Krankheitsarten, 2019, verfügbar unter: https://www.destatis.de/DE/Themen/Gesellschaft-Umwelt/Gesundheit/_Grafik/_Statisch/Todesursache_Krankheitsarten.png?__blob=poster&v=2, abgerufen am 10.06.2019.

65. Steinke, Verena et. al, Erblicher Darmkrebs ohne Polyposis: Hereditary Nonpolyposis Colorectal Cancer (HNPCC), Lynch-Syndrom, in: *Dtsch. Arztebl.*, 2013.

66. Swift, D. L. *et al.* Physical Activity, Cardiorespiratory Fitness, and Exercise Training in Primary and Secondary Coronary Prevention. *Circ. J.* **77,** 281–292 (2013).

67. Thompson, P. Exercise testing and training of apparently healthy individuals. *Exerc. Sport. Cardiol.* (2001).

68. Tumorregister München. *C18-C21: Boesartige Neubildung des Darms mit Anus (Darm, Kolon, Rektum, Kolorektum, Darmtumor, Darmkrebs, Darmkarzinom), Überleben 1988-2012*. 2012, verfügbar unter: http://www.tumorregister-muenchen.de/facts/surv/surv_C1821G.pdf, abgerufen 03.08.2014.

69. Valdivieso, M., Kujawa, A. M., Jones, T. & Baker, L. H. Cancer survivors in the United States: a review of the literature and a call to action. *Int. J. Med. Sci.* **9,** 163–73 (2012).

70. Wolin, K. Y., Yan, Y., Colditz, G. A. & Lee, I.-M. Physical activity and colon cancer prevention: a meta-analysis. *Br. J. Cancer* **100,** 611–6 (2009).

71. Zhang, X. *et al.,* Comparison of the efficacy and safety of S-1-based and capecitabine-based regimens in gastrointestinal cancer: a meta-analysis. *PLoS One* **9,** e84230, (2014).

72. Zentrum für Krebsregistrierdaten, Krebs in Deutschland, 2017, verfügbar unter: https://www.krebsdaten.de/Krebs/DE/Content/Publikationen/Krebs_in_Deutschland/kid_2017/kid_2017_c00_97_krebs_gesamt.pdf;jsessionid=1517C7B4DFA62D90481CD344F5D9EAD7.2_cid381?__blob=publicationFile, abgerufen am 10.06.2019.

73. Zentrum für Krebsregistrierdaten, Krebs in Deutschland (Darmkrebs), 2017, verfügbar unter https://www.krebsdaten.de/Krebs/DE/Content/Publikationen/Krebs_in_Deutschland/kid_2017/kid_2017_c18_c21_darm.pdf;jsessionid=1517C7B4DFA62D90481CD344F5D9EAD7.2_cid381?__blob=publicationFile, abgerufen am 10.06.2019.

Herausgeber:
Dr. Dennis A. Effertz, Sessenheimer Str. 14, 79110 Freiburg
Druck durch amazon.de

Printed in Poland
by Amazon Fulfillment
Poland Sp. z o.o., Wrocław

39421979R00081